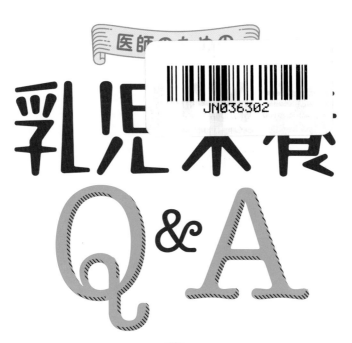

医師のための

乳児不食

Q&A

著

戸田 千

坂出市立病院産婦人科部長
産婦人科医・国際認定ラクテーション・
コンサルタント（IBCLC）

南 山 堂

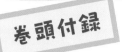

乳児栄養についての常識 ？

ウソ・ホント

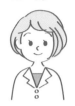

❶ 母乳が出るかどうかは体質で決まっている.
➡第3章（p.102）を参照. はい　いいえ

❷ 直接授乳は慣れるまで我慢が必要.
➡第2章（p.65）を参照. はい　いいえ

❸ 夜に赤ちゃんを預けて寝たほうが母乳は増える.
➡第3章（p.107）を参照. はい　いいえ

❹ 授乳の回数は1日8回，1回左右5分ずつがよい.
➡第4章（p.214）を参照. はい　いいえ

❺ 粉ミルクを使う必要があるときの調乳温度は50℃以上.
➡第3章（p.175）を参照. はい　いいえ

❻ 乳腺炎の治療に乳房マッサージは欠かせない.
➡第1章（p.12）を参照. はい　いいえ

❼ 母乳育児は産後うつを悪化させるのでミルクを使うほうがよい.
➡第3章（p.142）を参照. はい　いいえ

❽ 乳腺炎の予防には脂肪分の少ない和食がよい.
➡第1章（p.2）を参照. はい　いいえ

❶〜❽の答えは p.242 をチェック！

　乳児栄養の本を手に取ってくださってありがとうございます.

　私は国際認定ラクテーション・コンサルタント（IBCLC）・産婦人科専門
医です．IBCLC とは予防的なヘルスケアに焦点を当て，女性たちが赤ちゃ
んの育児で困ったときにセルフケアができるように問題解決の方法を示して
意志決定できるよう支援し，楽に生活することを目指す乳児栄養（特に母乳
育児）の専門家です.

　母子の健康のために WHO/UNICEF は多くの科学的根拠から，可能なら
ば生後6ヵ月は母乳だけで赤ちゃんを育てることなどを推奨しています．母
乳育児とは単なる本能行動ではなくて，適切な方法を学んで練習して習得す
る行動でもあります．母乳育児支援の教科書も，英語ばかりでなくて最近は
日本語も増えてきました．今までは赤ちゃんを中心とした内容がほとんどで
したので，この本では育児する女性たちが自己効力感を感じながら育児する
立場を重視しました．母子のペアに起きる問題では主体を母と記し，それ以
外の場面では「女性」と記しています．乳児栄養のグローバルスタンダード
は母乳育児です．母子の人権を尊重しながら，母乳育児を希望した女性が赤
ちゃんを育てるのに役立つ知識・技術や手段を示しています.

　タイトルに「医師のための」を冠したのは，楽な母乳育児（一滴飲めば母
乳育児です）を目指していくのに医師の参加が不可欠だからです.

　分娩前後の数日間の過ごし方で出る母乳の量は大きく変わります．赤ちゃ
んの栄養不足は避けなければなりませんから，母子の快適さを保ちながら過
不足ない母乳の量を得るために産後すぐのケアは重要です．医師が母子の乳
児栄養に詳しくなれば産院など施設全体で共有する知識のアップデートや，
産後の生活に影響するクリティカルパスなどシステム運営のパラダイムシフ
トにつながることでしょう．もちろん実質的な読者として女性を診療するす
べての科と，産後ケアに関わる IBCLC をはじめとしたすべての職種を想定
しています.

乳児用調整乳（粉ミルクや液体ミルク）を使用する際の支援には科学的根拠が少ないので，ミルクを使う場合には一例一例をどう観察して評価・支援していくかの視点から記しています．

　インターネットの普及で，夜間に授乳しながら会話できるようになり，自分の推しと会話できる機会が生まれましたが，同時に不適切な情報がまるで王道であるかのように伝えられることも増えています．そこで，女性たちがどのような情報をインターネットから得ているかも示しました．

　乳児栄養は母乳で育てるかミルクで育てるかという「物の話」だけではないです．女性たちがどのようにわが子と関わっていくかの，最初の大切な一歩を経験する機会でもあります．女性たちが自分の選んだ栄養法で，自信をもって楽な育児ができれば母子の笑顔が増えます．

　この本の制作に当たって，IBCLC・小児科医の石井真美さんを初めとして，ここに書き切れない多くの IBCLC などの友人たちが内容や伝え方を吟味してくれました．さらに，南山堂の小池さんを初めとした編集者の皆さまからはこの本のために沢山の愛情を注いでいただきました．母子の笑顔を守るために関わってくださったすべての方，そして母乳外来などで出会った母子の皆さまに心より感謝します．

2024 年 3 月

戸田　千

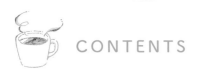

CONTENTS

第1章 乳腺炎
～経験則と科学的根拠のはざま～

第2章 授乳姿勢
～解剖学と生理学の応用～

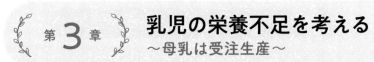

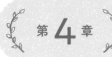

第4章 赤ちゃんとの生活を 楽にするために

乳児栄養がわかるインフォグラフィック

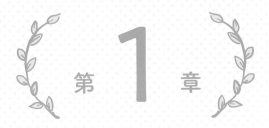

第1章

乳腺炎
〜経験則と科学的根拠のはざま〜

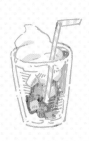

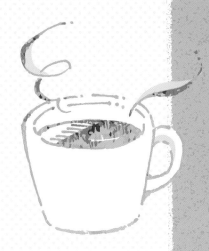

お宮参りで乳腺炎？

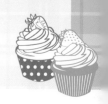

Q

来週、夫と両親・義両親とお宮参りに行きます。肉もケーキも出るフレンチのフルコースを食べる予定があります。友達がお宮参りの後でフルコースを食べて乳腺炎になったと聞きました。前に乳腺炎になったときにつらかったので、お食事は断ったほうがいいでしょうか？

どんな人からの質問？

　産後のあらゆる時期のお母さん。赤ちゃんの栄養は母乳だけで、赤ちゃんの体重の増加は良好、授乳回数は多く、今までに何回か乳腺炎になっているような女性です。このような相談を受けるイベントとしては、お宮参り（生後1ヵ月頃）以外に、友人の結婚式などもあります。

A

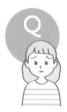

　以前に乳腺炎になってつらい経験をなさっていて、また乳腺炎になるのではないかと不安なのですね。そうならないように、これからのお宮参りで困る前に対策をお尋ねになっていて素晴らしいです。

　乳腺炎になる仕組みもだんだん新しくわかってきました。その中でも最も重要なのは、乳房から出る母乳の量よりも作られる母乳の量のほうが多くなるのが乳腺炎の原因だということです（図1-1）。つまり、乳腺炎予防と治療に最も効果的な方法は、赤ちゃんが欲しがるたびに欲しがる分だけ、楽な姿勢で授乳を行えるようにすることです。

　お宮参りの日を健康に過ごすには、すぐに授乳できるようにゆったりした服装で参加するとよいでしょう。授乳をいつも通りのペースで、いつもの姿勢で行えることは有効な予防方法です。疲れるとオキシトシンが出にくくなって作られた母乳が乳房の外に出られなくなりますから、疲れにくい予定を立てます。

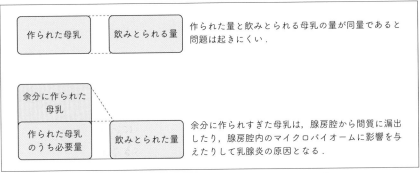

図 1-1　作られた母乳が飲みとられるかどうか？

　脂肪分を多く含んだ食品を食べると乳腺炎になるらしいと聞いてから，お宮参りの後の食事会が怖くなったのですね．実は，乳腺炎の原因になるという科学的根拠が示されている食品はまだありません．健康な人であれば，お食事会に参加する場合でも，普段の授乳間隔で，慣れた授乳姿勢で，そして赤ちゃんが欲しがるたびに授乳することができるならば，お食事会を断る医学的な理由はないでしょう．

　とはいえ，日頃からお出かけ自体で疲れるのならば，結果として緊張や疲れでオキシトシンが出る量が減るので乳腺炎につながりやすくなります．スケジュール全体の変更を検討することが望ましいかもしれません．

　授乳中のお食事の注意点は，乳腺炎になっているときでも変わることはありません．発熱で食欲がなければ，水分は摂れるように注意します．その他には，清潔であること，新鮮であること，いろいろ食べられること．妊娠前よりおおよそプラス 350 kcal は食べられること．それだけです．

　もし，糖尿病や妊娠高血圧症候群などの管理が必要な場合は，乳腺炎予防や治療とは別の問題として個々に注意点があるかもしれませんね．

　今回は「ご馳走は大丈夫？」という質問をいただきましたが，「ケーキはダメですよね？」という質問もまだまだよく聞かれます．

　母乳を作り，産後の体を回復させて，赤ちゃんのお世話をするためにも，授乳中は妊娠前より余計にカロリーが必要です．

　疲れて食欲がないときにも，脂肪からであれば容易にエネルギーを得ることができます．そうすれば，摂取した食べ物に含まれるタンパク質をエネルギー

源として使わずに体を構成する成分として使えますから，より早く産後の体を回復させることができます．脂肪に溶けるビタミンも摂ることができます．脂肪は食事を構成する成分のひとつに過ぎないのです．ことさら避ける必要はありません．

脂肪分の多い食事を食べると乳管が詰まるのではないかと，まだご不安に感じられるのですね．

ケーキを食べたときに乳房が張って感じられたのは，オキシトシンの分泌により母乳が出やすい状態になっているからです．だからといって，それがすぐに乳腺炎につながるわけではありません．

母乳の中の脂肪のお話もしますね．母乳中の脂肪は主に乳腺の母乳工場として働く細胞の中で作られて，その細胞の細胞膜に包まれた脂肪球と呼ばれる形態で存在しています．摂取した食べ物に含まれる脂肪酸（脂肪を作る成分のひとつ）が母乳に移行するまでには7〜15時間かかります[1]．

母乳が通る乳管の太さは，乳首の根本部分で1.0〜4.4mm前後です[2]．一方で，1つの脂肪球の大きさはφ0.1〜15μmです（図1-2）．この大きさの違いを，もう少しわかりやすく考えてみましょう．

乳管を幅10mの川だと仮定すると，脂肪球の大きさはφ1cmほどとなります．φ1cmの玉というと，デラウェアやブルーベリー1個分にあたります．デラウェアやブルーベリーで幅10mの川が詰まることがないのと同様に，φ0.1〜15μmの脂肪球で1.0〜4.4mmの乳管が詰まることもありません．

また，食べ物が影響するならば両方の乳房が同時に問題を起こしそうなものですが，実際には，乳腺炎はどちらか片方だけの乳房に起こることが多いです．

頭では理解できたけれども，今まで必死に脂肪の多い食事を避けてきたので

脂肪球は φ0.1〜15μm
乳管の太さは 1.0〜4.4mm（1,000〜4,000μm）前後

 脂肪球をφ1cmとすると
乳管は幅10mの川くらい

図1-2　脂肪球の大きさ

心情的に切り替えにくいでしょうか？　その気持ちもわかります．

　では，脂肪の多い食事のことは横に置いておいて，楽なお宮参りのために重視する別の要素を考えてみてはどうでしょうか．授乳しやすい服装で，リラックスしていつものように授乳するようなスケジュールを工夫してみましょう．そして，脂肪に関係なく，ご馳走を食べに行くのはもっとお出かけに自信ができてからにしてもよいかもしれないですね．

この質問の解決のために湧く疑問	緑色の文字 が，現在の科学的根拠から妥当と考えられる回答
ネット検索で得られる情報で問題は……	解決することが多い （解決することは少ない）（むしろ悪化するかも） 選んだサイトによる
母乳をやめてミルクに代えることで問題は……	解決することが多い 健康な親子では解決するものではない （むしろ悪化するかも）
授乳のタイミングは適切か？	適切 （時間があきすぎているかも）頻回に授乳しているかも
適切な授乳姿勢を知ることでこの悩みは……	（解決する）（解決することもある）解決することは少ない　むしろ悪化するかも
子どもを小児科に紹介する必要は？	あり（急ぐ　近いうちに）（なさそうだ）状況による

解　説

　長い回答だと感じた方もいらっしゃることでしょう．実際の支援の現場では，可能な限りここでの回答内容は妊娠中に伝えておくことが望まれます．そうすれば，出産後にこの質問を受けた際にはこの回答のうちの1点か2点かを伝えるだけですみます．質問への回答を聞いた女性が「そういえばそうだったなあ」と思い出して，硬い表情だったのが笑顔になるくらいが，母乳育児のお悩みごと対策としてはちょうど良い届き方になります．

　その条件ができているとすると，ここでの回答はこんな感じに短くできます．

回答例（短縮編）：もうすぐお宮参りなのですね，おめでとうございます．乳腺炎を予防するために，お宮参りの前に確認されたのですね．あらかじめ予防方法を検討しようとすることは大切ですね．母親学級での乳腺炎の

話を覚えているでしょうか？　作られた母乳を赤ちゃんが飲みきることができていれば乳腺炎は起きにくいというお話でしたね．母乳の中の脂肪球はとても小さいので乳管に詰まるのは考えにくかったですよね．授乳しやすい服装で，いつも通りに授乳できる場所でのお食事ができたら問題なさそうです．乳腺炎を心配せずにすむお宮参りプランが立つとよいですね．

　質問した女性の気持ちをまず受け止めます．ただ「脂肪を食べても大丈夫，大丈夫！」とだけ言ったのでは女性の不安な気持ちは続きます．傾聴したあとで，ここで示した回答のうち1つか2つを伝えます．

　　伝えることに関して，筆者の記憶に残る会話があります．熱心に母乳育児支援をしてきて妊娠・出産・産褥期の女性に大きな影響を及ぼしてきた，筆者の友達の助産師さんや看護師さんがその会話の相手でした．彼女たちは（筆者が昔そうだったように）脂肪制限が母乳育児に必須だと信じていたため，食事制限は不要であるのだと伝えるのにかなり緊張したものです．とても真面目で熱心に仕事をする人たちでした．
　　「脂肪分の多い食事を食べると乳腺炎になって授乳婦さんがつらい思いをすると信じてケアを続けてきたのですね」と，とことん傾聴しながら，実際には食事制限は必要ないことを時間をかけてお伝えしたものです．「ああ，じゃあ，授乳中も美味しいものを食べ続けられるんですね．今までの指導は申し訳ないことをしてきたのですね」と納得してもらうまでに，膨大な言葉を要しました．その後，ご自身の授乳中ものびのびとした笑顔でご馳走を食べていらしたことを今も思い出します．

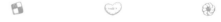

　　さて，話題が変わりますがこちらは以前，筆者が勤務していた産科施設で行った母乳外来での調査の結果です．この母乳外来では，いわゆる乳房マッサージの手技は実施せず，授乳姿勢や吸着などのアセスメントと，授乳の問題解決のため

の情報提供を行っていました．図1-3のグラフはそのうちの200例で検討をした結果で，平均1.5回（母乳外来ですので，補足量の確認など，乳腺炎以外の人の利用もあります）の受診で問題が解決していました．

　また，このときは乳腺炎に先行したイベントを確認しています（図1-4）．「ケーキや焼き肉を食べた」とおっしゃった人は少なくなかったのですが，ケーキや焼き肉を食べたこと以外はまったくいつも通りの生活や体調だったときにだけ，食事を先行するイベントとしてカウントすることにしていました．その結果，ケーキや焼き肉を食べたことだけが乳腺炎の原因だと確認できた人は，この200名の中にはいませんでした．

　その他の乳腺炎ケアの筆者の経験についてのデータは，文献3)をご覧ください．

　このデータを取る前には筆者もまだ乳腺炎の診察で「ケーキ食べてない？」，「焼き肉を食べに行ってない？」と必ず聞いていたものです．ところが，NPO法人日本ラクテーション・コンサルタント協会（JALC）主催の医師向けのセミナーで，食事は乳腺炎に関係ないこと，いわゆる乳房マッサージの手技がなくても

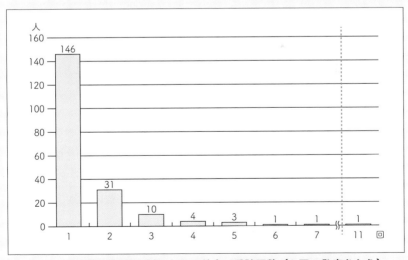

図1-3　母乳外来200例における外来の受診回数（1回の発症あたり）
1回の発症につき外来受診は平均1.5回であった．全体の94.5%の通院は3回以内で終了し，1回のみの通院が74.0%であった．

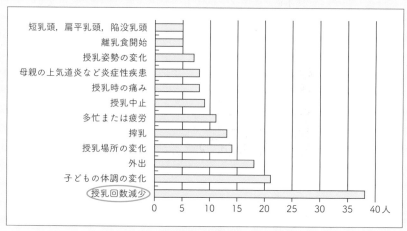

図 1-4　乳腺炎に先行したイベント

矢野産婦人科，2008 年 11 月 1 日から 2009 年 10 月 31 日までの母乳外来のデータ（n = 200）．

乳腺炎が治せること，そのために授乳姿勢が有効なポイントになることを学んだのです．実は，筆者はそれが信じられずに，本当は高脂肪食が乳腺炎の原因になるのだというデータを出すつもりで，丁寧に問診を続けてみました．しかし，結果はこの通りで，高脂肪食だけで乳腺炎になった人は 1 人も見つけられなかったのです．

　p.6 で示したように，友達の助産師さんや看護師さんに高脂肪食は授乳の敵ではないと心を尽くして伝えたときと同様に，まずは筆者自身が納得するために一例一例の診察時に気を付けて向き合ってアセスメントをしていたことで，受診する親子に無用の苦労を強いるような高脂肪食を禁じる指示から離れられるようになりました．

　本書でまず最初に乳腺炎を取り上げたのは，多くの産院の助産師さんなど，クライアントからは産褥ケアの専門家とみなされている人が行う産前教室などで，今もなお授乳中の女性の食事に対して脂肪食制限が強い口調で指示されている現状があるからです．

　筆者が母乳育児支援の専門家として，この 15 年以上ずっと「それは妥当な説明ではない」と伝え続けてきても，なかなかこの現状は変わりません．食欲は本能の中でもとりわけ生命に直結している欲のひとつなので，強く制限されることには苦しみが伴います．重症の糖尿病や妊娠高血圧症候群などの合併症

対策として行われる食事制限には科学的根拠がありますが，授乳しているというだけで，健康な女性に栄養制限が必須となるような科学的根拠は今のところ見つかりません．にもかかわらず，授乳中の人に対する脂肪食制限は勢いをもち続けています．

インターネットのサイトを見てみても，食事が「和食」であることを売りにしている産院が少なからずあります．乳腺炎について検索すると，助産師による監修がある記事ですら和食で予防できるかのような記載がされていることが多いですから，これは正しい情報だと誰もが信じてもおかしくありません．強い口調で指示される根拠に乏しい食事制限がなくなれば，母乳育児中の女性はより楽しく毎日を送りやすくなるでしょう．

図 1-5 は，2016 年 4 月 3 日と 2023 年 2 月 15 日に X（旧 Twitter）で行ったアンケートです．X（旧 Twitter）のアンケートは，アカウントさえもっていれば誰でも回答できます．間違っても直せません．3 人お子さんがいて，3 通りの経験をしても 1 つのアカウントからは 1 回しか回答できません．なので，研究論文のような正確な結果ではない前提でご覧ください．

2016 年より減った傾向があるとはいえ，2023 年でもまだ 33.7％の人が乳腺炎のときに食事について尋ねられているのを見ると，たとえ母乳育児支援の専門家であっても乳腺炎は高脂肪食を避ければ予防できる疾患だと信じている人が少なくないと推定されました[4, 5]．

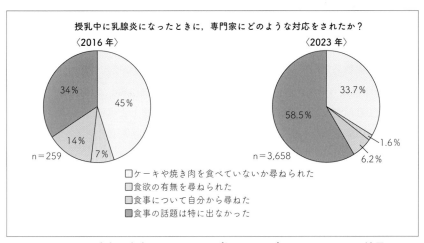

図 1-5　乳腺炎と食事についての X（旧 Twitter）でのアンケート結果

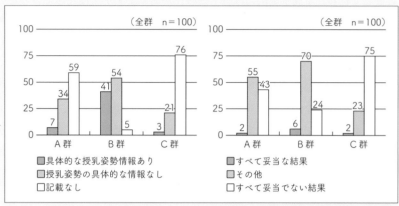

図 1-6 インターネット検索で得られる乳腺炎に関する情報は問題解決につながるか?
（戸田千：授乳中の女性のヘルスリテラシー ―インターネット検索で得られる授乳期の乳腺炎に対する治療情報は安全か？―. 産婦人科の実際, vol.68, No.8：1041-1047, 2019 より一部改変）

　授乳中の人に対する「和食推し，高脂肪食禁止」の状況はインターネット検索の結果にもみられます．

　筆者はネット検索で得られる情報の質を確認するために検証した結果を，「授乳中の女性のヘルスリテラシー ―インターネット検索で得られる授乳期の乳腺炎に対する治療情報は安全か？―」[6] で発表したことがあります．

　授乳中の乳腺炎に関してA群：「乳腺炎」，B群：「乳腺炎　授乳　姿勢」，C群：「乳腺炎　授乳　食べ物」の3種類の検索用語を使って検索した場合，適切な情報が得られるかどうかを確認したものです．

　各検索用語について検索結果を100例ずつ確認したところ，問題解決につながらない検索結果である「脂肪食制限あり」かつ「具体的な授乳姿勢の情報なし」のものがほとんどでした．特に「乳腺炎　授乳　食べ物」で検索した場合，75例／100例が問題解決につながらない結果となりました（図1-6）．さらに，検索上位の結果の多くは，助産師による監修があっても，そのほとんどが乳腺炎の問題解決につながらない内容でした．

　本書で登場する，ABM や JALC，ラ・レーチェ・リーグといった団体，そして IBCLC という専門家に関して，もしかしたら馴染みのない読者の方もいらっ

しゃるかもしれませんので，ここで少しご紹介します．

世界母乳育児アカデミー Academy of Breastfeeding Medicine（ABM）は，医師だけが会員になれる母乳育児に関する国際学会です．本書でも紹介している臨床プロトコルなど，母乳育児に関する科学的根拠に基づいた情報発信を行っています．

NPO 法人日本ラクテーション・コンサルタント協会 Japanese Association of Lactation Consultants（JALC）は，後述する IBCLC やその他の母乳育児支援に関わる専門家のための非営利団体で，乳児栄養に関して学ぶための場の提供や，科学的根拠に基づいた情報発信を行っています．

国際認定ラクテーション・コンサルタント International Board Certified Lactation Consultant（IBCLC）は，母乳育児支援のために必要な一定以上の水準の技術や知識をもっていることが認定された専門家のことです．ラクテーション・コンサルタント資格試験国際評議会 International Board of Lactation Consultant Examiners（IBLCE）が行っている認定試験に合格することで，IBCLC を名乗る資格が得られます．2023 年 12 月時点で，全世界では 35,707 名，日本では 923 名の IBCLC が存在します．（なお 2014 年より，IBLCE は「IBCLC®」，「IBLCE®」という表記を利用していますが，本書では「IBCLC」，「IBLCE」と表記しています．）

ラ・レーチェ・リーグは専門家の団体ではありませんが，母親同士で語り合う機会を設けたり，母乳育児を中心に乳児との生活に関する問題解決のための情報提供を実施したりしているアメリカに本部のあるボランティア団体（日本では NPO 法人）です．

2 お正月休みに乳腺炎に なったら？

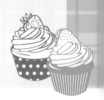

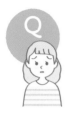

Q 　今までにも何回か乳腺炎になりました．もしもお正月休みで病院も助産院も閉まっているときに，乳腺炎になってしまったらどうすればよいか教えてください．現在，産後1ヵ月で母乳は3時間に1回，1日に6〜8回くらいです．授乳のときは片方のおっぱいから5分，もう片方のおっぱいから5分飲ませた後に，人工乳を毎回40〜80 mL足しています．授乳後にもおっぱいが張っていたら，楽になるまで搾れる分を全部搾乳しています．搾った母乳は捨てています．先週の1ヵ月健診で赤ちゃんは2週間健診から1日あたり55 g体重が増えていて，成長に問題はありませんでした．

> **どんな人からの質問？**

　産後1ヵ月から半年くらいまでの，離乳食（補完食）が始まる前の時期の女性からの質問です．混合栄養で，時間を決めて授乳をしている人でよく耳にする質問です．

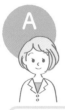

A 　お正月に乳腺炎になったときに，自分で対応できることを知りたいのですね．今の授乳の状況をわかりやすく教えてくださってありがとうございます．この先に自分ですることを知っておくと，自信がもてますよね．

　ここからの回答は，A①〜A③の3通りに分けました．A①は排乳を減らす原因である制限授乳を自律授乳に変える提案（授乳回数を増やすことを目的とする）です．A②は生活を大きく変えないように，人工乳の補足を1回減らして授乳回数を2〜3回増やす提案で，同時に乳腺炎の対症療

法も伝えています．A③は排乳の量を増やすために，授乳姿勢や赤ちゃんの吸着のアセスメントを行い，工夫方法を提案しています．

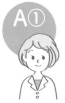

　　　　今までに乳腺炎になってつらかったときに，病院や助産院にすぐに対応してもらえたのですね．いろいろな施設がお休みになるお正月に乳腺炎になって困らないように準備しておこうとなさっているのが素晴らしいです．

　　　　乳腺炎という病気の予防と治療には，作られた母乳の量と出した母乳の量のバランスが取れて，リラックスできていることが必要です．

　今の生活には慣れてきていらっしゃいますよね．とはいえ，生活のなかに不自由な部分がまだあるなら，そこを変えてみると乳腺炎の予防効果があるかもしれません．

　（こう伝えると多くの人は自分から授乳回数や搾乳の方法について尋ねられます．ここでは「時計を見ながらの授乳が煩わしいのをなんとかできますか？」という質問があったとして続けます．特に質問がなければ，A①はとばしてA②の内容を伝えます．）

　現在は，時計を見ながら授乳開始時間と授乳終了時間を決めているのですね．最近，赤ちゃんがよく寝るようになって人工乳もあげる時間をいつにするかがだんだん決めにくくなって来ているのですね．

　それでは，赤ちゃんの母乳を欲しがるサインに従った授乳を検討するのはいかがでしょうか？

　この方法は，赤ちゃんの手や口，目の動きや声のどれか1つを選んで，それを確認するたびに授乳する方法です．さっき授乳したのに……と思っても，赤ちゃんが欲しがるサインを出したら授乳していきます．しばらくは授乳回数がかなり増えることがあるので，家事をする人を確保することが必要です．

　乳腺炎による痛みが取れるまでは，母乳も少し出にくくなっていますから授乳回数を増やします．そのために，人工乳をあげる回数を1回ずつでも減らします．

　よく体重が増えているので，乳腺炎になりそうなときや，乳腺炎になってしまったときには，母乳だけをあげてみます．授乳回数が多くて大変に感じたり，赤ちゃんが泣くのがつらく感じたりしたときに人工乳を足すようにする方法も

あります．毎回の授乳で赤ちゃんが 10〜15 分くらい経って自分で口を外すくらいまで授乳を続けます．授乳後に乳房が張った感じが残るときには，Reverse Pressure Softening 法（RPS 法，p.74 参照）で乳首の周りだけをやわらかくして，おっぱい全体がスッキリするところまでは搾乳しないほうがいいでしょう．

　もし乳腺炎になって 38.5℃以上の熱が出たとしても，24 時間経つ前に解熱したら，たいていの場合は病院や助産院を受診しなくても問題ありません．ですが，もしも 38.5℃以上の発熱が 24 時間以上続くときには，抗菌薬を使用したほうがよいこともありますから，病院を受診してくださいね．

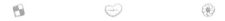

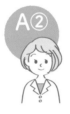

　病院や助産院にアクセスできない時期を安心して楽しく過ごすための準備をされているのですね．楽しく過ごせるとオキシトシンが出て，授乳のトラブルが減りますよね．

　乳腺炎を予防するには，乳腺炎の原因を知っておくことが役に立ちます．授乳間隔があくとか，いつもと違う姿勢で授乳することは乳腺炎につながりやすいですから，これらを避けるようにします．なぜならば乳腺炎は，作られる母乳が飲まれる母乳の量より多くなると起きやすくなるからです．

　おっぱい（乳房）の痛み，悪寒，発熱でだるくなったときには，母乳をよりたくさん飲んでもらうために人工乳を 1 回，お休みします．人工乳授乳を 1 回休んだことに対して，赤ちゃんの栄養が不足しないように直接授乳の回数を 2〜3 回増やします．さらに，片側 5 分間ずつで授乳を切り上げずに，赤ちゃんが満足して自分で口を離すまで授乳してみるのはいかがでしょうか．

　赤ちゃんが飲み終わったときにも，まだおっぱい（乳房）が張って不快に感じられると，乳房がスッキリするまで搾乳したくなると思います．ですが，母乳は出した分だけ作られるので，スッキリするまで搾ってしまうとその分また母乳が作られてしまい，かえって乳腺炎を悪化させます．搾乳する場合も RPS 法で母乳をティッシュペーパーが 1 枚濡れる程度の量に留めておきます．そして，授乳後すぐでも赤ちゃんが欲しがるたびに飲ませていきます．

　しこりがあるときにその部分をゴリゴリ押さえると，母乳が作られて貯めら

れている乳腺腺房腔という場所から，その周りの隙間（間質）へと母乳がしみ出て，症状が悪くなりがちです．ですから，ゴリゴリ押さえないように気をつけます．手を添えると母乳が流れ出やすくなります．乳房圧迫法（授乳中に，授乳している側の乳房を手のひら全体を使ってごくごく軽い力で肋骨とはさむように圧迫する方法）で手を添えるときは，あくまでもそっとやさしく添えるだけにするよう気を付けます．

　痛みがつらいときにはカロナール®（アセトアミノフェン）も使いやすいですが，ブルフェン®（イブプロフェン）やロキソニン®（ロキソプロフェン）はカロナール®と同様に母乳に出にくくて，さらに炎症を抑える作用もあるのでより使いやすいお薬です．

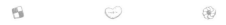

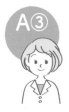

　　　　　頑張って赤ちゃんを育てていらっしゃるのですね．しかも，これから先のことにも注意を向けていてすごいです．

　　　　　乳腺炎になったときにも予防にも役立ちますので，赤ちゃんがどんなふうに母乳を飲んでいるか見せてもらってもよいですか？

　　　　　（授乳姿勢のアセスメントについては第2章〈p.56〉を参照.）

　有効に飲みとれる授乳姿勢で授乳ができているならば，授乳中に乳首などに痛みがない場合は，毎回赤ちゃんが乳首を自分から離すまで授乳することで乳腺炎に対応できます．

　そのうえで，もし乳腺炎にかかってしまったときには，授乳姿勢に注意を払いながら，安静にすることも治療につながります．授乳以外の家事をご家族にやってもらって，お客さまの訪問も減らすことで，たいていは乳腺炎を悪化させずにすむのです．

この質問の解決の ために湧く疑問	緑色の文字 が，現在の科学的根拠から 妥当と考えられる回答
ネット検索で得られる情報で 問題は……	解決することが多い　(解決することは少ない) (むしろ悪化するかも)　選んだサイトによる
母乳をやめてミルクに代える ことで問題は……	解決することが多い　健康な親子では解決するものではない (むしろ悪化するかも)
授乳のタイミングは適切か？	適切　(時間があきすぎているかも) 頻回に授乳しているかも
適切な授乳姿勢を知ることで この悩みは……	解決する　(解決することもある) 解決することは少ない　むしろ悪化するかも
子どもを小児科に紹介する 必要は？	あり（急ぐ　近いうちに）(なさそうだ)　状況による

解　説

　ここで回答を 3 つ用意したのは，この女性が母乳育児を難しくする条件をいくつももっているからです．その全部を指摘して，全部に関して表 1-1 のように改善されれば，確かに乳腺炎にはならなくなるでしょう．ですが，今の自分の育児の方法をすべて否定されたと感じて，女性が自己効力感を失うこともありえます．なので 1 つか 2 つを変更するのに留めるために，ここでは 3 通りの回答に分けました．すぐにやりやすいことを伝えることで，女性が自信をもって育児するきっかけにもなります．

　A①は主に授乳に伴うストレスの解決方法を提案することで，遠回りに乳腺炎を予防するようにしています．ここでは制限授乳を自律授乳に変える対応を提案しています．

　A②は補足の減らし方の提案です．

　A③が最も短時間で確実に効果が得られますが，回答する人が授乳姿勢のアセスメントができることや，適切な授乳姿勢に詳しいことが条件になります．

　A①とA②とはよく似ていますが，母乳育児の継続を希望している女性にはA①で乳腺炎の原因にも，生活全体の困りごとにもなっている問題の対策方法を伝えてストレスを減らすようにします．搾乳のしすぎで乳腺炎になりやすくなっている人は多いので，搾乳しすぎないように伝えるだけでも，様子が変わる人は少なくないでしょう．

表 1-1　**乳腺炎予防や治療に有効な介入**

授乳回数	欲しがるサイン（赤ちゃんが手を舐める，ある一定の声を出すなど）に応じて授乳する．前の授乳から 30 分くらいでも欲しがるサインに応じて授乳しているうちに，赤ちゃんがサインを出すタイミングを選ぶようになる． 月齢の進んだ子では，今の生活に慣れていて欲しがるサインの見分けが難しいこともある．
授乳時間	片方 5 分ずつで終わらせている授乳を，痛みなどなければ赤ちゃんが飲むのを止めるまでの授乳に変更する．
補足量	体重がよく増えているときには，補足を 1 日あたりまず 50〜60 mL 減らす．赤ちゃんの排尿や排便が減っていないことを確認していく（第 3 章〈p.159〉参照）．
搾　乳	痛みが取れるまで搾らず，授乳姿勢の章に記した RPS 法（p.74 参照）程度で終了とする．ティッシュペーパー1 枚程度の母乳が出るくらいでも，かなり楽になる．
授乳姿勢・吸着	第 2 章（p.56）参照．

　A ②では人工乳をあげることが前提の育児をしている女性に対して，乳腺炎になったときに人工乳を減らす方法を提案しています．栄養不足となってしまっては困りますので，この方法では第 3 章（p.159）で説明している，人工乳の減らし方に基づいて説明をしています．

　これらは科学的には妥当な情報ですが，ずっと正しいと信じて採用していた方法を真正面から否定されたと女性が感じて混乱してしまわないように，伝え方には注意が必要になります．

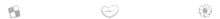

　この女性の場合の，乳腺炎の原因になりうる部分を太字にしてみます．それぞれについて，なぜ乳腺炎につながるのかをみていきましょう．

現在，産後1ヵ月で母乳は**3時間に1回，1日に6〜8回く**
らいです．授乳のときは片方のおっぱいから5分，もう片方
のおっぱいから**5分飲ませた後に，人工乳を毎回40〜80 mL**
足しています．授乳後にもおっぱいが張っていたら，**楽になる**
まで搾れる分を全部搾乳しています．搾った母乳は捨てていま
す．先週の1ヵ月健診で赤ちゃんは2週間健診から**1日あたり**
55 g 体重が増えていて，成長に問題はありませんでした．

a：3時間に1回の授乳でも問題がない女性もいます．ですが，赤ちゃんがど
のような様子で，どのような欲求をもっているかにかかわらず時計を見て3時
間ごとに授乳することは，母乳育児のさまざまなトラブルの原因になります．
お母さんは赤ちゃんの様子を必ずしも観察していないわけではありませんが，
赤ちゃんがどんな様子でも○時間ごとでないとダメなんだ！というふうにとら
えている場合もあります．授乳は○時間ごとではなく，赤ちゃんの様子に合わ
せていつでも授乳してよいのだと伝えることも必要です．

b：5分間授乳したら反対の乳房で5分間授乳する，という指導を続けている
産院はまだかなりあるようです．ですが，このやり方自体が母乳育児のトラブ
ルの原因です．5分間だけでは作られた母乳を飲みきってもらうことができず
乳腺炎の原因になるかもしれません．（出る母乳が少ない人では短時間で授乳
を切り上げてしまうと母乳の量も増えませんし，その少ない母乳も飲みきられ
なければ乳腺炎の原因になり得ます．）

　母乳は飲み始めてからの時間によって含まれる成分が変わります．前半は水
分やタンパク質が主な成分で，これを**前乳**といいます．後半の脂肪成分が増え
たものを**後乳**といいます．後乳は腹持ちがよく，赤ちゃんの体重を増やし，脂
溶性ビタミンの吸収に役立ちます．ですから，後乳までしっかり飲んでもらう
ことが理想です．しかし，中には，5分間授乳したからといって無理に授乳を
中止してしまうと，その後しばらく母乳を欲しがらなくなる赤ちゃんもいます．

c：ほぼ毎回の授乳でまとまった量の人工乳をあげていると，赤ちゃんはお腹
がいっぱいになってしまい，母乳を飲もうという意欲が薄れることがあります．
また飲みたい意欲があっても，お母さんの乳頭乳輪体をくわえるときとは乳汁

の出方の異なるゴムやシリコンの乳首にだんだんと慣れてしまって，「どちらかだけでしか飲まなくなる」とか「どちらとも飲めなくなる」のも珍しくありません．（乳頭混乱とはこのような状態です．）

d：楽になるまでしっかり搾乳してしまうと，母乳は出した分だけ作られる仕組みがありますから，母乳の分泌過多につながります．この質問をした女性はせっかく搾った母乳を捨てて，人工乳を補足しています．直接授乳で飲んだ母乳量＋飲んでいる人工乳の量＋搾乳量の合計が，赤ちゃんの必要分を超えていることが想像されます．そうなると，ますます赤ちゃんが母乳を飲みとらなくなりそうです．結果として起きる母乳分泌過多は乳腺炎のリスクです．ABMの「ABMプロトコル第36号：乳腺炎スペクトラム2022改訂版」[7]では，母乳を搾りすぎないことが提案されています．海外では搾乳を哺乳瓶を使って飲ませている地域は少なくないので，なおのことそのような提案が出てきているのだろうと想像されます．

　5分間で授乳を止めることをせず飲みたいだけ飲むのを待ち，搾りすぎないように気をつけながら搾った母乳を補足として飲ませ，人工乳はだんだん減らしたほうが乳腺炎のリスクが下がります．このときに，母乳育児に詳しい専門家が伴走することが望ましいです．

　搾乳の際に気をつけておきたいポイントは他にもいくつかあります．例えば，搾乳するときに乳房を押す力が強すぎると，乳腺腺房腔の細胞間隙のタイトジャンクションが外れて，間質に母乳が漏出することがあります．また，乳首のサイズに合っていない搾乳器を使うと乳首の傷の原因になり，その傷に黄色ブドウ球菌などが定着することもあります．

　楽になるまで授乳をするのが望ましいとはいえ，赤ちゃんが寝てばかりで飲んでくれないこともあります．そんなときは，RPS法（p.74参照）で乳首の周りの浮腫や乳腺腺房腔内の充満状態を軽減させることができます．乳房が張って不快なときや痛いときには，温罨法や冷罨法のどちらか気持ちいい方法で対応します．炎症が起きているので，保冷剤をタオルにくるんで冷やすと気持ちよく感じられることが多いですが，授乳直前は乳輪から乳首辺りを温めると母乳がスムーズに流れ出やすくなります．

e：1ヵ月健診の時点で1日あたり55ｇ増えている赤ちゃんはよくいますから，この体重増加そのものは問題ではありません．ただ，この女性は補足に使って

いる人工乳の量が多めです．一方で授乳時間を制限しているため，乳房の外に排出できている母乳の量は少なめです．結果として，この先は，出る母乳の量が減って母乳育児が困難になりかねない状態です．授乳する時間を左右5分ずつなどと制限した授乳をすると，母乳分泌量の多い女性では母乳が乳腺腺房腔内に残りやすくなり，乳腺炎の原因にもなります．

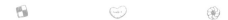

　授乳の痛みがあるときは，医師または看護スタッフ，IBCLCによる授乳方法や授乳姿勢のアセスメントを根拠にして楽な授乳の方法を提案することが，痛みを除くための効果的な介入となります．

　搾乳をすると，そのときには痛みがスッキリ改善したような気がしますが，必要以上に搾乳すると母乳が作られすぎてしまうため，すぐに次の乳腺炎が起きる原因となりかねません．助産師さんによるいわゆる乳房マッサージの手技を治療の一手段として使う場合には，搾乳しすぎないことと，乳房を押し潰すような強い力をかけすぎないよう注意することが必須です．乳房マッサージを乳腺炎対策としてルーチンで実施する施設では，医原的な膿瘍が発生していないか確認する必要もありそうです．乳房マッサージを実施する助産師さんが乳腺炎の病態をどのように理解しているのか，その手技の効果とリスクを認識しているのかも確認する必要があるかもしれません．

　授乳中の乳腺炎について医師より詳しそうで，善意をもって勤務している助産師さんに対して加療方法・ケア方法の妥当性について尋ねるのはなかなかハードルが高いとは思います．そのようなときには，この章の最後の質問「乳腺炎の適切なケアをスタッフ間で共有するために」（p.42）もコミュニケーション方法のひとつとして参考になるかもしれません．

　女性自身が適切な授乳姿勢を見つけられるならば，いわゆる乳房マッサージは，乳腺炎のケアとしては必須ではない手技です．（海外では乳房マッサージは一般的ではありません．）いわゆる乳房マッサージは，赤ちゃんが行う1回分の有効な直接授乳の代わりの排乳操作ともみなせます．「ABMプロトコル第36号：乳腺炎スペクトラム 2022改訂版」[7]には，乳房深部に強い力を加えるマッサージ手技や，必要以上にたくさん搾乳することは望ましくないケアとして記されています．（表 1-7〈p.40〉にABMのプロトコルで推奨する介入

表 1-2　**さまざまな乳腺炎（医学用語ではない）**

猛暑乳腺炎	暑さのためにポジショニングが離れて起きる．
お宮参り乳腺炎	いつも通りの授乳間隔が保てない外出により起きる．
引っ越し乳腺炎	お引っ越しで食事や授乳場所に問題が発生．
母乳禁止乳腺炎	内科の先生に「薬を出すので授乳をやめてね」と言われ授乳を止めると，風邪は治っても乳腺炎で熱が出る．
お客様乳腺炎	授乳のリズムがズレるために起きる．これの類似疾患として「里帰り乳腺炎」も．
テレビ乳腺炎・メール乳腺炎	ママの目が追う所を，赤ちゃんも見つめたい．そうすると，ラッチオンが浅くなったりするので乳腺炎になる．
おしゃれ乳腺炎	タイトなワンピースを素敵に着こなしたけど，おっぱいが圧迫されまくって起きる．
断乳乳腺炎	突然の断乳により起きる．

授乳中の乳腺炎の仕組みから考えて起きそうな場面をまとめました．これは正式な医学用語ではありませんから，医師国家試験や IBCLC になるための試験には出てきません．

をまとめています．）

　最後に，IBCLC の学習会で，どんなときに乳腺炎が起きやすいか考えてみよう！というグループワークを行った際に出てきたさまざまな乳腺炎を，表1-2 に示します．これらの乳腺炎のなかには「食事」が原因だといわれているものも少なくありません．ですが，本書でこれまで解説してきたように，乳腺炎の原因の本質は，食事ではなく，さまざまなシチュエーションにおいて母乳がうまく飲みとられないことなのです．

乳腺炎のときの
病院受診のタイミングは？

3

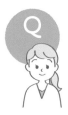

Q 　開業助産師です．日常のケアで乳腺炎を多く扱っていますが，治るのが遅い症例や，乳房膿瘍に出会うことがあります．どのタイミングで病院に紹介すれば，母乳育児をしている母子の健康により貢献できるでしょうか？

どんな人からの質問？

　開業助産師だけでなく，産婦人科外来を担当する助産師も，産婦人科医または乳腺外科医に相談するタイミングを決めかねていることがあります．経験を積んだ助産師では，乳腺炎を診察・ケアした事例は医師よりも多いことがあります．ですが抗菌薬の処方や，膿瘍の切開には医師の介入が必要です．助産院でケアを受けていても，必要なときに抗菌薬の処方など医学的な処置を受けられることは欠かせません．

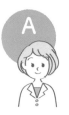

A 　いつも地域の女性のヘルスケアへの貢献をありがとうございます．
　乳腺炎などの痛みがあったり，乳腺炎が重症になったり，解決に長引く問題があったりするときには多職種で力を合わせたいですね．連携の方法は日本助産師会の「乳腺炎ケアガイドライン2020」のフローチャート（図1-7）がわかりやすいです．**発熱と痛みといった乳腺炎症状が24時間以上続いた時点で，抗菌薬の処方を検討するために医師による診察を依頼することをお勧めします**．さまざまな乳腺炎の段階において，より早く乳腺炎が解消し，乳房膿瘍など重症化を避けられる可能性が高まります．

　このフローチャートでは，乳腺炎になった女性がセルフケアできるようになることを最終的な目的としています．中には乳腺炎のつらさで断乳を選択する人もいるかもしれません．その場合も，炎症やつらさのアセスメントがなされ

て，適切な選択肢があることを知ったうえで断乳を選ぶのと，つらいことが続いても誰の助けもなく，泣く泣く断乳になるのとでは，女性の自己効力感や幸せには大きな差が出ます．

乳汁分泌が多いままで急に断乳したときには，乳腺炎の症状が急激に悪化することがありますから，断乳するときこそ専門家のアセスメントと知識が必要になります．

解 説

ここでは開業助産師さんへの回答として説明しましたが，この日本助産師会のフローチャートは医師の皆さんにも役に立ちます．コンサルトしてきた助産師さんがどのような医療・医学的な支援を必要としているのか，乳腺炎関連の疾患における医師の役割が何なのかがわかりやすく説明されているからです．

異なる職種間で同じ情報に基づいたケアができれば，乳腺炎や乳房膿瘍に罹患した女性の苦痛を早く払拭することができます．乳房腫瘍の問題が長期化した一例を表 1-3 に提示しています．この乳房膿瘍になった女性は施設によってさまざまな対応を受けましたが，あちらこちらで断乳を指示されています．しかし，母乳育児が終わってしまうことに不安を感じて，病院や助産院を転々としてしまいました．

表 1-3　**乳房膿瘍で，断乳を避けようとして産婦人科・助産院などを転々としたある症例**

発症してからの日にち	症　状	対応した専門家	指　示
1 日目	産後 1 ヵ月に 3 回目の乳腺炎	専門家には相談せず，自宅で様子見	-
3 日目〜10 日目	乳房痛・発熱	産婦人科（医師／助産師）	抗菌薬点滴といわゆる乳房マッサージ
12 日目	乳房腫脹	別の産婦人科医師	切開と**断乳**の指示
16 日目	乳房腫脹	助産師	授乳姿勢の指導と，外科受診の提案
19 日目	乳房腫脹	乳腺外科	切開と**断乳**の指示
22 日目	乳房腫脹（痛みはすでにない）	筆者の母乳外来	授乳姿勢の改善と，膿瘍切開（授乳は続行）
36 日目	切開創治癒	筆者の母乳外来	終診

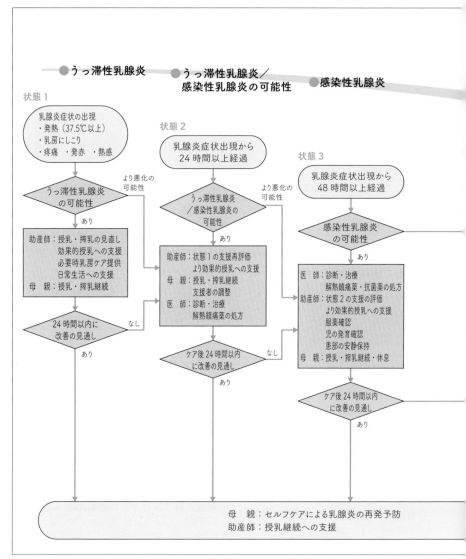

図 1-7　乳腺炎ケアのフローチャート 2020

（日本助産師会授乳支援委員会（編）：乳腺炎ケアガイドライン 2020．pp.50-51．日本助産師会出版，
2020 より）

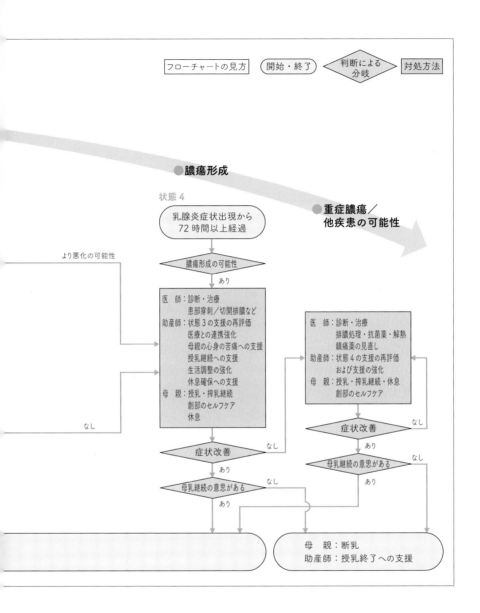

もし最初から「乳腺炎ケアガイドライン 2020」のフローチャートに従った
ケアを受けられていたならば，この女性の問題解決の糸口はもっと早くに見つ
かったはずです．

　表 1-3 の症例のように，2 週間も 3 週間も続く乳房痛のために病院を転々と
している女性はまれではありません．そのような女性は母乳育児を続けたい希
望と，今まさに抱えている苦痛を理解してもらえない孤独感とで，医療不信・
人間不信に陥っていることもあります．さらに加えて，極端な脂肪食制限の指
示を受けたことで低栄養状態による心身の不調を合併してる場合もあります．
特定の食事制限が乳腺炎の予防に役立つという科学的根拠は今のところ見つ
かっていないにもかかわらず，そのような指示を受けている女性はいまだ多い
のです．

　筆者の友人である地域の助産師さん（IBCLC）が，乳腺炎の女性の症状や授
乳姿勢のアセスメントをして，抗菌薬の必要性を認めて産婦人科や乳腺外科に同
伴する話もよく伺います．そしてその際に「乳腺炎は助産師さんが看る病気で医
療の適応はない」と抗菌薬の処方を拒否した医師がいた，という話を耳にするこ
とがあります．詳しくない疾患の加療に手を出さないのも 1 つの良心かと思われ
ます．一方で，この本を読んだ医師の皆さんが乳腺炎という，産後うつにつなが
りかねない疾患の病態や加療方法に詳しくなってくれることも，医学的な良心の
ひとつではないでしょうか．医師も地域の助産師さんも手を取り合って，赤ちゃ
んと暮らす女性の健康を支えていけると素晴らしいと思います．

4 授乳中の薬は？

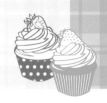

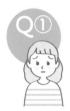

　　授乳中です．子どもは生後4ヵ月で元気です．私が昨日から39.2℃の熱が出たので内科を受診したところ，インフルエンザではなくて乳腺炎でした．内科の先生からアモキシシリンとカロナール®を処方されたのですが，「授乳中ですから赤ちゃんに薬の影響が出ないように，お薬を飲むならば5日間授乳を止めてください」と言われました．この子は母乳しか飲んだことがないので，私は薬を飲んで母乳を止めるよりも，もらった薬を飲まずに母乳をあげ続けようかと思っています．それでも大丈夫でしょうか？

どんな人からの質問？

　授乳中の薬に関する質問は育児している女性に答えるときと，医師などのスタッフに答えるときでは少し伝え方を変える必要があります．Q①は育児している女性からの質問です．内科医，小児科医，産婦人科医，家庭医などは，乳腺炎に限らずさまざまな疾患の一般診療，時間外診療でこの質問にたびたび出会うので，医師から質問を受けた際の伝え方をQ②にまとめています．

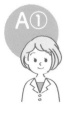

　　お熱でしんどくて内科を受診したら，薬を飲むなら母乳を止めたほうがよいと言われて赤ちゃんのことが心配になられているのですね．内科の医師の考えを尊重する気持ちと，母乳で育っている赤ちゃんを思う気持ちのどっちを優先したらよいかわからなくて尋ねてくださったのですね．つらいときに，ご質問ありがとうございます．

　まず，処方してもらったお薬は赤ちゃん自身も飲めるようなお薬です．母乳にお薬の成分が出ても，実際に赤ちゃんが薬を飲む場合よりも少量ですから，

授乳を続けて問題ありません.

　さらに，乳腺炎は作られた母乳を赤ちゃんに飲みきってもらうことが治療にもつながります．痛みがある間は母乳を出すホルモンであるオキシトシンの分泌が十分でなくなるため，母乳の出る量が減りやすいのですが，それは一時的なことです．授乳回数を増やすうちに，いずれ元通りに戻るのです．体の仕組みはすごいですよね.

　赤ちゃんが飲み終わったあとに，乳房がスッキリしないからといって母乳を搾り過ぎると，症状が治りにくくなります．赤ちゃんが欲しがるときに欲しがるだけ授乳することを基本にします．カロナール®は痛みや発熱があるときに飲み，アモキシシリンは全部飲みきってくださいね．お大事になさいませ.

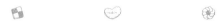

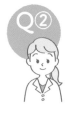

Q②
　今，お電話で話をしても大丈夫ですか？　時間外診療をしています.

　授乳中で高熱の出た患者さんを診察しています．コロナ陰性，インフルエンザ陰性です．乳房痛があり，乳腺炎を疑っています.

　乳腺炎に対して授乳中に飲んでよい薬があるのか，もしくは授乳自体を休んだほうがよいのかを教えてください．母乳だけで育っている生後4ヵ月の赤ちゃんは元気です．お母さまは熱が39.2℃出ていてお疲れで，乳房痛がつらいようですが，重篤ではないです.

どんな人からの質問？

　時間外診療をしている医師からの質問です．詳しい質問をする相手を見つけられずに，授乳を休んで薬を飲むか，薬を飲まずに授乳を続けるかの2つの選択肢しかもたない医師も，まだ少なくないことは意識しておきたいところです.

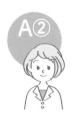

A② お忙しいときにご質問をありがとうございます.

その患者さんは重篤ではなくて，内服で治療できそうなのですね．先生は普段は乳腺炎ならばどのような処方をされていますか？　なるほど，乳腺炎の患者さんを診察する機会は今までになかったのですね．授乳中の女性の場合，乳児にも適応がある薬剤を使うと安心です.

乳腺炎の起因菌は黄色ブドウ球菌であることが多いです．ですから合成ペニシリン系かセフェム系の内服薬と，消炎鎮痛剤を処方します．アモキシシリンとイブプロフェンをお選びになりますか？　それは授乳中の女性に使用可能な薬剤です．カロナール®（アセトアミノフェン）も母乳に出にくいのですが，消炎作用もあるブルフェン®（イブプロフェン）やロキソニン®（ロキソプロフェン）は，より有効です．母乳中に薬が出やすい条件については，後ほどお送りする表1-4 もご確認ください.

赤ちゃんが欲しがるたびに，欲しがるだけ授乳することを続けてもらったほうが乳腺炎は早く治ります．安静にしてたびたび授乳を続けて 24 時間経っても解熱しないときは，当科または乳腺外科を受診するようお伝えください.

解説

授乳中の**女性からの**質問に対しては，授乳中であっても問題のない母乳に出

表1-4　**母乳中に薬が出やすい条件**

薬剤の因子	乳汁中の濃度を高める状態
分子量	小さい（200 以下）
タンパク結合率	低い（遊離している）
脂溶性	高い
イオン化	されていない（pKa が高い）
M/P 比	1.0 以上
半減期	長い
経口生体利用率	高い
Vd（分布容積）	大きい

（水野克己：母乳とくすり　改訂2版. pp.77-83. 南山堂，2013 より筆者作成）

にくい薬，または出ても赤ちゃんの健康には影響しそうにない薬を選んでいると伝えて，安心してもらいます．

医師に回答するときは，参考文献などの情報ソースもお知らせできるとなおよいでしょう．

医学系の大学などの講義で，授乳を続けながら薬を使うために必要な内容を実用レベルで解説しているところはどのくらいあるのでしょうか．医師だけでなく看護師も，そのような講議を受けないまま現場に出ている人は多いと思われます．

母乳を飲む期間は，1人の人間にとっては，長くても生まれてから数年間のことです．ですが母乳には，母子の健康に対する多くの利点が授乳している間だけでなく授乳が終わった後にもあることが知られてきています．その利点はまた，公衆衛生学的な視点や医療経済的な視点での利点でもあるため，国連児童基金 United Nations Chidren's Fund（UNICEF）や米国小児科学会 American Academy of Pediatrics（AAP），米国疾病予防管理センター Centers for Disease Control and Prevention（CDC）などから，薬を飲みながらでも母乳育児を継続しやすくするために必要な情報がたくさん発信されています．

わが国では，国立医薬品食品衛生研究所安全情報部の「医薬品安全性情報 Vol.13 No.15（2015/07/30）」に，授乳時の医薬品使用の情報が掲載されています[8]．

近年ではその他にも，授乳中の薬についての日本語文献も増えてきました．表 1-5 は授乳と薬に関して参考となる文献・サイトをまとめたものです．これらのうち1冊か2冊でも，すべての病院の図書館や薬局に常備されていることが望まれます．

インターネット検索を利用するときに使いやすい "LactMed®" は，PubMed®を運営する National Library of Medicine のデータベースです．日本国内でしか販売されていない薬剤の情報は載っていないという欠点はありますが，オンラインで容易に調べられます．もともと多くの医師は英語の医学論文に慣れていますが，最近では deepL などの翻訳アプリも容易に利用でき，英語資料でも瞬時に機械的に翻訳されるようになってきました．もちろん完璧な日本語ではないですが，おおむねの意味は容易に短時間で理解できます．

今もなお母乳の話題をブラックボックスと思い込んでいて，赤ちゃんに良く

表 1-5　授乳と薬についての参考文献，参考サイト

名　称	編著者	発行者	発行年
授乳婦と薬　第 2 版	一般社団法人東京都病院薬剤師会（編）	じほう	2023
薬物治療コンサルテーション　妊娠と授乳　改訂 3 版	伊藤真也・村島温子（編）	南山堂	2020
妊娠・授乳と薬のガイドブック	愛知県薬剤師会妊婦・授乳婦医薬品適正使用推進研究班（編）	じほう	2019
妊娠・授乳と薬の知識　第 2 版	村島温子，山内愛，中島研（編）	医学書院	2017
母乳とくすり　改訂 2 版	水野克己（著）	南山堂	2013
妊娠と薬情報センター〈https://www.ncchd.go.jp/kusuri/index.html〉	国立成育医療研究センター	—	
LactMed® 〈https://www.ncbi.nlm.nih.gov/books/NBK501922/〉	National Library of Medicine	—	

ない影響を与えたら大変だ！と用心しすぎてしまう医療従事者は多くいます．確かに母体に投与した薬剤の成分はある程度，母乳の中に混ざります．治療効果と副作用などの短所を天秤にかけ，目の前の女性がより楽に健康に暮らせることを考えて，薬を処方するかしないか，どの薬を選ぶかを決定できるとよいでしょう．

　なお従来，薬剤の取扱説明には，薬を処方するならば授乳を止める（「原則禁忌」）という記載が科学的根拠によらず 7 割の薬剤に記されていましたが，厚生労働省は 2017 年 6 月に添付文書の新たな記載要領を定めました．2019 年 4 月より施行された新たな記載要領では，「原則禁忌」や「慎重投与」という表現は廃止され，治療と母乳栄養それぞれの有益性を考慮して授乳の中止／継続を検討すると，といった表現がされるようになりました．

5 母乳が出すぎてつらいです

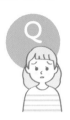

Q

　おっぱいが痛くて熱があります。産後、こんなふうに何回も高い熱の出る乳腺炎になりました。赤ちゃんの成長は順調です。母乳が出すぎて授乳中に噴水のように母乳が出ることもあり、そんなときには赤ちゃんが嫌がってのけぞるように暴れます。授乳した後でもおっぱいはパンパンに張ってものすごく痛いこともあります。先日は、ショッピングセンターで買い物をしていると母乳が服の表面までしみ出て恥ずかしい思いをしました。

　あまりに繰り返されるので何ヵ所も産婦人科の母乳外来や助産院にも行きました。マッサージの後はスッキリしても、すぐにまた痛くなります。助産師さんたちに言われた通り、お肉とか脂っこいものは食べていません。好きではないですが根菜類のお汁と白身魚ばかりを食べています。

　どこの助産師さんも「母乳が出なくて泣いている人もいるのだから、あなたは恵まれているんですよ」とおっしゃいました。きっと私が大袈裟で、我慢できないことにも問題があるんですよね。でもこれ以上、頑張れる気がしません。母乳育児はつらすぎます。ミルクだけにかえたら楽になるでしょうか。

　産後どの時期の人からも尋ねられる可能性のある質問です．母乳だけで育児している女性だけでなく，混合栄養で育てている女性からもこのような質問を受けることがあります．母乳分泌過多の女性は家族や友人のみならず産院や助産院，赤ちゃんの健診などで「出ない人より恵まれている」と言われ続けていることもあります．痛みがいつ来るかわからないこの生活がこの先も続くように感じる不安に加え，その不安を理解さえしてもらえないことが，女性の感じるつらさをいっそう耐えがたいものにするのです．

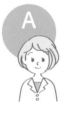

　授乳に関連して，痛みや発熱などたくさんのつらいことを産後に立て続けに経験されてきたのですね．それはとても大変でしたね．授乳を止めたらこのような苦労がなくなると感じていらっしゃるのですね．母乳育児をしようと決めた時期の気持ちを思い出すと，方向転換を考えるのにはいろいろ思うところがあったのではないでしょうか．

　母乳をすぐに止められそうな状態かどうかをまず確認してみます．母乳がたくさん出ているときだと，急に授乳を止めると乳腺炎を起こすこともあるからです．

　授乳姿勢についてはどのように言われていましたか？　そうですか，授乳姿勢はどこでも上手だと言われて，痛みと関係があるというお話は聞いたことはなかったのですね．これから赤ちゃんがどのように母乳を飲んでいるのか，観察してもよろしいでしょうか？

　（授乳量測定と授乳姿勢のアセスメント，楽な授乳姿勢についての説明〈p.56参照〉を行います．）

　母乳は，あなたがおっしゃるようにたくさん出ています．母乳は出しただけ増える性質があるので，スッキリするまで搾らずに赤ちゃんが欲しがるそのたびに，欲しがる間，赤ちゃんが要らないというまで授乳してみませんか．最初のうちは，スッキリ感がなくて少し不満を感じるかもしれません．さらに乳房が少し熱っぽくなるかもしれません．作られる量が減るのにもしばらく時間が必要なのです．ですが，赤ちゃんが欲しがる量だけ授乳する，ということを続

けていけば，作られる量は次第に減っていきます．安心してくださいね．

　もう母乳をあげるのを止めたというお話でしたね．今くらいたくさん母乳が作られて，出ている母乳の量も多いときには，出る母乳の量を減らしてからの断乳にしたほうが，痛みが少しでも軽くすむ可能性があります．

　もしすぐに母乳を止める選択肢を選ぶ場合は，乳腺炎が起きてお熱や痛みが強くなるリスクがあります．

　今日は痛いときのために，痛み止めを処方しておきますね．3日後に，もう一度あなたの体調や気持ち，乳房や母乳の様子を確認したいので，受診していただけますか？　そのときに，授乳を続けるか止めていくかを相談してもよいでしょうか？

この質問の解決のために湧く疑問	緑色の文字 が，現在の科学的根拠から妥当と考えられる回答
ネット検索で得られる情報で問題は……	解決することが多い　(解決することは少ない)　(むしろ悪化するかも)　選んだサイトによる
母乳をやめてミルクに代えることで問題は……	解決することが多い　健康な親子では解決するものではない　(むしろ悪化するかも)
授乳のタイミングは適切か？	適切　(時間があきすぎているかも)　頻回に授乳しているかも
適切な授乳姿勢を知ることでこの悩みは……	(解決する)　(解決することもある)　解決することは少ない　むしろ悪化するかも
子どもを小児科に紹介する必要は？	あり（急ぐ　近いうちに）　(なさそうだ)　(状況による)

解　説

　質問への回答例を示しましたが，母乳分泌過多の症例ではこのようにスムーズに会話を進められないことをしばしば経験します．なぜならば母乳分泌過多の相談にお越しになった女性の場合は，すでに多くの施設でケアを受けたのにもかかわらず問題解決に至っていないことが多く，心に鍵をかけていることがしばしばあるからです．そのため，ラポール形成の段階から大きなハードルにぶつかりやすいのです．

筆者の経験では，彼女たちは助けを求める気持ちと同じくらいに「あなたもま
た私を失望させることになりはしませんか？」という警戒心ももっているかのよ
うです．授乳姿勢や吸着のアセスメントを助産師さんや IBCLC に依頼する予定
ならば，最初の問診のときから同伴してもらうほうが，同じ情報をやりとりでき
るため女性にとってより安心かもしれません．

　母乳分泌過多で長く悩んでいた人は，いくつかの施設でいわゆる乳房マッサー
ジと，食事制限の指示を受けて忠実に守っている人が少なくありません．一方
で授乳姿勢のアセスメントや，適切な授乳姿勢や吸着についての情報提供を受
けていないことが多くあります．頑張ってきたのにどんどん痛みが強くなって
いくことで，自分はダメな母親かもしれないと感じ始めていて，心が深く傷つ
いている可能性を意識することが必要です．
　意外かもしれませんが，母乳が出過ぎているかもしれないと気付いていない
女性もいます．母乳分泌が多いときに起きる問題を表 1-6 にまとめています．
　母乳が出すぎる，いわゆる母乳分泌過多の定義はまだありません．
　"Breastfeeding Management for the Clinician: Using the Evidence" では次
のように書かれています（筆者意訳）[9]．

　　乳児の摂取量に基づいて生成する母乳の量を乳房が調整できるよ
うになるまで，母親の乳房は乳児にとって必要な量をはるかに超え
る量の母乳を作る可能性がある．これは乳汁分泌過多，母乳分泌過
多，母乳過剰など（筆者注：英語でも単一の単語ではなく
hyperlactation, hypergalactia, galactorrhea, oversupply など複数の
語が挙げられています）と呼ばれている．この状態の一般的な定義
がないため，通常の健康な満期産児が消費する量（1 日 450〜
1,200 mL）を超えるときに母乳分泌過多と呼ばれている可能性が
ある．母乳の生成が 1 時間あたり 60 mL 以上で，1 日の総分泌量
が多い母親は，母親と乳児の両方に徴候と症状を誘発する可能性が
ある．

表 1-6　母乳分泌が多いときに起きる問題

授乳する女性の問題	乳児の問題
・乳房が快適でなく，十分に排乳されず，すぐに充満する．	・胸をむさぼるように飲んだり，むせたり，咳をしたりする．
・胸の奥に突き刺さるような痛み．	・授乳中に口から母乳が漏れる．
・乳房に固く圧痛のあるしこりがある．	・乳房から反り返ったり暴れたりして，乳房に吸着し続けるのが困難．
・妊娠中の過度の胸の成長（2 カップ以上）．	・溢乳が多い．
・慢性閉塞性乳管または乳腺炎．	・お腹にガスがたまりやすい．
・継続的または大量の母乳漏れ．	・緑色の泡沫状の便が破裂音とともに排出される．オムツかぶれがある．
・最初の射乳時の激しい痛み．	・過度の体重増加．
・無理に排乳する（forceful milk ejection）．	・食道逆流が起きる．

(Walker, M：Breastfeeding Management for the Clinician: Using the Evidence.
Fifth Edition. pp.558-559. Jones & Bartlett Learning, 2021 より筆者作成)

　赤ちゃんにとって必要な量の母乳が作られて，すべてが飲みとられていれば，授乳時の苦痛の多くは起きにくくなります．

　母乳分泌過多に至るにはいろいろな原因があります．作られすぎ（搾乳しすぎや，母乳を作りやすい薬やハーブの摂取，体質の問題）はもちろんですが，赤ちゃんが適切に飲みとれなければ相対的に母乳分泌過多の状態になります．

　母乳の分泌過多の原因としてはさらに，腫瘍性疾患，視床下部／下垂体疾患，全身性疾患，または内分泌疾患（甲状腺機能亢進症または甲状腺機能低下症）などの，母乳育児に関連しないまれな病因を有することもあります[9]．

　（その他の参考文献として，上記の他に，"ABM Clinical Protocol #32：Management of Hyperlactation" や "Breastfeeding Answers: A Guide for Helping Families. Second Edition" などがあります[10, 11]．）

　母乳分泌過多を疑ったときにまず行うことは，苦痛を起こすような授乳姿勢や吸着の問題がないかのアセスメントです．その結果をもとに，問題を減らすための工夫を伝えるだけでも，多くの母乳分泌過多の女性は楽になれます．

　授乳姿勢と吸着に関してアセスメントを行い，そこに問題がありそうなら解決方法を伝えます．次いで，次に示すようなポイントに関して丁寧な観察を行います．

- 赤ちゃんの体重の増え方はどうか？（非常に多いこともあれば，飲んでいる量が多くても水分の多い前乳ばかりをたくさん飲んでいると体重の増え方はむしろ少ないこともある．）
- 授乳のタイミングや持続時間に問題はないか？
- 実際に母乳の量は過剰なのか，適切なのか，足りないのか？
- 母乳分泌過多になるような内分泌的な背景はないか？
- 過度の搾乳を行ってはいないか？
- 薬やハーブなどで母乳を増やすものを摂取していないか？

　どのような背景でも有効な，母乳が作られる量と出る量とを近づける介入のひとつとしてブロック授乳があります．これは1日のうち，例えば3時間などの一定の期間の間は片方の乳房だけから授乳する方法です．授乳しない反対側の乳房は緊満症状が出ますが，そうして「出さない」時間を設けることで作られる母乳の量を減らすことができます．「出さない」ほうの乳房は，RPS法（p.74参照）や冷罨法などで痛みを逃すようにします．非ステロイド性抗炎症薬 non-steroidal anti-inflammatory drugs（NSAIDs）も苦痛を減らすのに有効です．ブロック授乳を始めてから効果を実感するまでには数日以上かかりますが，多くの場合で有効です．

　授乳姿勢や吸着の見直し，ブロック授乳をしても母乳分泌過多が改善しない場合では，保険適応はありませんがプソイドエフェドリンや経口避妊薬，カベルゴリンなどの薬剤が有効な場合もあります．これらの薬剤は心血管系に対する副作用があったり，母乳育児支援を期待しているのにもかかわらず極度に母乳産生を減らす可能性があったりするため，筆者は情報としては知っていても，まだ処方したことはありません．

　前述の"Breastfeeding Answers"にはセージやペパーミントについても，弱いエビデンスではあるものの有効であると記載されています．

　母乳が出過ぎることに強く悩んでいる女性が存在していることや，その女性は家族にも友人にも医療従事者にもつらさを理解してもらえず孤独に育児していることを1人でも多くの医師にも意識してもらえるようになれば，本書でのこの質問の存在意義は達成されたと思われます．

母乳が出すぎる女性の抱える問題は深く，一例一例の悩みは多岐にわたります．結果として，母乳分泌過多の女性の支援は母乳育児支援の中でも特に，問題解決のために支援者が頭脳とコミュニケーションスキルと人脈を駆使する必要がある問題です．

　具体的にどのような悩みがあるか，いくつか挙げてみます．まず，母乳育児の断念を希望される女性もいますが，母乳分泌過多の人が急に断乳すると高熱と強い痛みを伴う乳腺炎になりやすいです．また，楽になろうと搾乳を頑張りすぎると，乳房の皮膚がうっ血などにより熟れたイチジクのような色調になることもあります．乳房膿瘍が形成され切開が必要となることもあります．また母乳分泌過多の状態では，赤ちゃんが大量の前乳ばかりを飲んでお腹いっぱいになってしまい，脂肪分の多い後乳が口に入りません．その結果，赤ちゃんの体重増加が頭打ちになっていることがあります．多量の母乳を作っているのにもかかわらず，産科スタッフなどからの強い脂肪食制限の指示を守った結果，母体の体重減少が続いて，肋骨が浮き上がった胸郭にうっ血した乳房だけが突出している女性もいます．

　そして，何よりも大きな問題点は，それまで不十分なケアしか受けてきていない結果，痛みや赤ちゃんの健康への心配で心を閉ざしてしまっていることです．

　母乳の良さをそんなに強く訴えると母乳が出ない人が可哀想だ，という言葉は，産褥ケアや母乳育児を扱う講義や，学会発表の質問時間にもよく耳にします．実際に，母乳の量が少ないと悩む人々（ここには母乳不足感の人も含まれます）も，もちろんさまざまなご苦労をなさっています．

　一方で，母乳が出すぎる女性は，そのような出ない女性と比較されたうえで「よかったじゃない」，「贅沢な悩みね」と言ってくる人との会話に疲れていることもあります．慰めるつもりで使われている言葉であっても，母子保健の専門家との会話で言われたならば，母乳が出すぎている女性はなおのこと孤独感を深めていることがあります．分泌過多になった女性にとっては，母乳が赤ちゃんには大切なものと理解していても，母乳が出ること自体が重荷になってしまうのです．

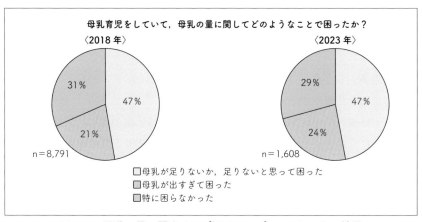

図 1-8　母乳の量に関する X（旧 Twitter）アンケートの結果

　図 1-8 は図 1-5（p.9）と同じく，X（旧 Twitter）でのアンケートの結果を
示したものです．（このアンケートは，2018 年 2 月 13 日と 2023 年 4 月 2 日の投
稿にて施行しました．）量的検討としてはいくつか問題を抱えていますので，母
乳が出すぎて苦労した女性は決して少なくないことの一例としてご覧ください．

　われわれ母子医療保健の従事者は往々にして母乳不足ばかりを心配しがちで
すが，実は母乳が出すぎて困っている女性の人数は，母乳不足で困っている女
性の人数の半分程度いる可能性がある，という結果です．筆者も最初にこのア
ンケートをしたときには，実際の母乳外来において母乳分泌過多の人の受診が
それほど多いという印象はありませんでした．ですから，相当数の女性が母乳
分泌過多で悩んでいるにもかかわらず，その悩みを相談していないかもしれな
いと想像したものです．

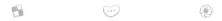

　母乳が出すぎる女性の悩みに対して，医師に求められるのはどんな役割でしょ
うか．困りごとの内容を理解したうえで，医学的に適切で根拠のある痛み対策
や分泌過剰対策，乳腺炎の炎症対策，膿瘍予防など医学的な治療を行うことや，
適切な情報提供をすることは医師にも可能な問題解決方法です．さらに，カウ
ンセリングやケアを実施するスタッフを養成することや，職能間の連携の必要
性を理解してケアの方向性を決めるリーダーシップをとることも，医師が関わ

れる部分かもしれません.

残念なことに今のところ,母乳分泌の仕組みは保健医療従事者も含めて一般的に周知されていません.そのため産院のケアや医学的介入による「医原性母乳分泌過多」も存在し得ます.本書の p.114 で詳しく示しているように,母乳は次のような仕組みで分泌されます.

まず,妊娠の早い時期から乳腺が成長し,その後胎盤の娩出に伴って出産直後に急激に分泌量が上昇するプロラクチンの働きにより,乳腺腺房細胞での乳汁産生が本格的に始まります.そして生後 9 日目くらいからは,飲めば飲んだ量だけ作られるオートクリンコントロールという局所の働きに移行していきます.母乳産生量はこのうち,赤ちゃんが産まれてすぐの授乳回数や授乳方法に大きく左右されます.ですから,産院のケアが適切でなければ,母乳分泌不良

表 1-7 ABM プロトコル第 36 号:乳腺炎スペクトラム 2022 改訂版
スペクトラム全体の介入戦略

	介入戦略	エビデンスレベル	推奨の強さ
a	乳腺炎の症状の多くは保存的ケアと心理社会的サポートで解決することを母親に伝え,安心させる.	3	C
b	授乳期における正常な乳房解剖学および産後の生理について患者を教育する.	3	C
c	乳房を「空にする」ことを目的とせず,乳児のニーズに応じて授乳する.	2-3	C
d	搾乳器の使用を最小限にする.	2-3	C
e	ニップルシールドの使用は避ける.	3	C
f	適切なサイズのサポートブラジャーを着用する.	3	C
g	母乳分泌期の乳房に対する深部組織へのマッサージは避ける.	1-2	B
h	生理食塩水,ヒマシ油,その他の外用剤を避ける.	3	C
i	搾乳器や家庭用品の日常的な滅菌は避ける.	3	C

エビデンスレベルと推奨の強さは「SORT」による.(エビデンスレベル:1 が最も強く 3 が最も弱い,推奨の強さ:A が最も強く C が最も弱い.)
(The Academy of Breastfeeding Medicine,NPO 法人日本ラクテーション・コンサルタント協会(訳):ABM プロトコル第 36 号:乳腺炎スペクトラム 2022 改訂版〈https://jalc-net.jp/dl/ABM_36_2022.pdf〉より筆者作成)

表 1-8　母乳分泌量を増やしすぎる可能性のあるケア

ケアの内容	起きうる問題
母子別室しか選択肢がない.	飲みたがるときに飲みたがるだけ授乳することができない. 母乳分泌が遅れ母乳不足となる可能性も, あるいは過度の搾乳のために母乳分泌過多となる可能性もある.
母子別室で, 赤ちゃんがルーチンで人工乳を与えられている.	哺乳瓶の乳首での飲み方に慣れて, 乳頭乳輪体から直接飲みとることが困難になる（いわゆる浅飲みになる）可能性がある.
母子別室で, 3時間おきで片方5分間ずつの授乳が基本となっている.	乳房緊満が強くなり, 深く有効な吸着が難しくなる.
適切な授乳姿勢と吸着に関する情報が普及していない.	うまく飲みとってもらえない, 授乳が痛いなどの問題が起きうる. また, 乳房緊満が起きている際に授乳姿勢と吸着が不適切であると緊満が解消しない.
乳房緊満に対して, いわゆる乳房マッサージを行う.	手技によって必要以上の搾乳がされてしまった場合には, 作られる母乳の量がいっそう増えてしまい, 必要量を上回る母乳が分泌されるようになってしまう.
乳房緊満が強く吸着が難しいときに, 乳頭保護器を使用する.	不適切な利用を行った場合, 乳汁排出が不十分となる. 使い始めたら中止するまでケアが不可欠である.
授乳をしている女性に, 必要以上の搾乳を求める.	女性が必要量以上の搾乳を続けてしまうと, 母乳分泌過多につながり得る. 指示がなくても女性が自らがんばって搾りすぎることもある.

が起きやすくなるだけでなく, 母乳分泌過多にもつながります.
　「ABM プロトコル第36号：乳腺炎スペクトラム 2022改訂版」[7] で示されている, 乳腺炎への介入戦略を表 1-7 にまとめています. ここでも, 母乳分泌過多へとつながってしまう産後のケアや介入が多くあることが示されています. 母乳分泌過多につながりかねないケアには, 母子別室, 哺乳瓶の使用, 制限授乳, 赤ちゃんの生理・解剖に添わない授乳姿勢, いわゆる乳房マッサージなども含めた必要以上の搾乳, 乳頭保護器の使用などがあります. その詳しい内容を, 筆者の観察を中心に表 1-8 にまとめました. 産後のケアと母乳分泌過多との間に実際にどのような関連があるかについては, 臨床的な研究が今後増えていくと考えられますので, ときどきでよいので情報をアップデートすることが必要です.

6 乳腺炎の適切なケアを スタッフ間で共有するために

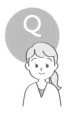

Q 産科病棟で勤務しています．授乳中の乳腺炎に対して，ケーキや焼き肉を食べさせないことや，3時間ごと，片側5分ずつの授乳をさせることを母親学級などで指導「すべきだ」と指示する職場の上司がいます．その人たちにどのように対応すれば，職場全体で科学的根拠に基づいて，母子の楽な生活を支えるためのケアが浸透すると思いますか？

どんな人からの質問？

これは読者の皆さまから筆者への質問として回答します．ここでの回答には特に参考文献はなく，主に筆者の体験と考えを記しています．

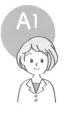

A1 勤務先が，昔ながらの方法で患者さんからも受け入れられているものの，科学的根拠によらない母乳育児支援を続けていることに困惑されているのですね．母乳育児の分野でも，問題を起こしにくかったり解決しやすかったりすることが最近わかってきた別の方法があるのにもかかわらず，以前からの病棟の決まりごとが変わらずに続いている状態に悩む人は今も少なくないと思います．

まず，ケーキをはじめとした脂肪の多い食事の制限が乳腺炎の予防や治療になるということの科学的根拠には，筆者はまだ出会っていません．にもかかわらず，授乳している女性に対する脂肪食制限はあちらこちらから「勧め」られています．多くの産婦人科や助産院の案内でも，「当院の食事は和食です！」などと宣伝になる事項として謳われていることもあります．

また，インターネットで「乳腺炎 食事」と検索した場合，検索結果の最初の数ページは脂肪食制限の必要性を説くサイトばかりになります．（筆者が「産婦人科の実際」に投稿した際のデータをもとに，この章の最初の質問〈p.10〉

で解説しています．）「これだけたくさんのサイトで書かれているのだから，乳腺炎の予防や治療に，脂肪食制限を選択することが正しいのだろう」と，育児をしている女性たちが誤解してもおかしくない環境があるのです．（筆者もこの調査を行っていた際に，あまりに脂肪食制限を指示するサイトが多かったため，脂肪食は実は制限するべきなのか？と不安になって，周りの IBCLC や母乳育児支援について多くの論文を読んでいる人たちに尋ねたほどです．）

　授乳中の女性たち自身が，高脂肪食は我慢するべきなのだと思ってしまう理由のひとつに，ケーキや焼き肉などを食べた後に，乳房が張って痛く感じられた，という実体験があることが考えられます．ですが，食事の後に胸が張る，という現象は，必ずしも高脂肪食を食べたことが原因とは限りません．そもそも食事をとること自体に，オキシトシンの分泌を高める効果があることが知られています[12]．オキシトシンが分泌されれば，乳房は温かく張って感じられるようになりますが，その張っている体感と乳腺炎という炎症性疾患とは別の状態です．

　作られた母乳がうまく飲みとられることで乳腺炎の発症を予防できる，という基本的な知識を，筆者は 10 年以上かけて講義や SNS などさまざまな機会に伝え続けてきています．ですが，乳腺炎と食事はいつまで経っても切っても切れない関係のままです．母乳育児する人が最も耳にするアドバイスのひとつとして，脂肪食制限は今も一人歩きし続けています．

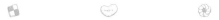

　乳腺炎については，日本助産師会の「乳腺炎ケアガイドライン 2020」に科学的根拠のある情報が詳しくまとまっています．何度か改訂もされており，最新の情報を得ることができます．かつては，科学的な根拠に基づく母乳育児支援に関する文献が英語文献しかなかった時代もありました．ところが，新しい情報を日本語で手に入れやすくなった現在になっても，変わらず乳腺炎対策として脂肪食制限を強く指示するような旧来のケアを続ける人もいます．そのようなケアを提供している人たちは，もしかしたら，ご自身の経験としてはこれでうまくいったと考えているために，ケアを変える必要性を感じていないのかもしれません．あるいは自分自身もものすごく我慢して脂肪食制限を頑張っていたという経験があるために，その頑張りを否定されるように感じて，受け容

れがたいのかもしれません．さらに，もしかしたら今まで伝えてきたことを急に方向転換するのは，これまで指導してきた人に対して不誠実だとお考えなのかもしれません．

　ですがその結果，乳腺炎で困っている女性が専門家からの根拠のない情報によって**これからも苦労する**ことになるといえます．授乳中の女性のすべきこととして脂肪食制限が広く普及しているこの現状に対して，私たちはどう対応したらいいのでしょうか．

　解決のためのひとつのヒントとして，以下のような方法を用いてチーム全体でケアの有効性について考えることができます．

　まず，それぞれが知っている乳腺炎対策を付箋紙 1 枚につき 1 つずつ書き出してもらいます．次に，鳥の子用紙（模造紙）に横軸と縦軸を引き，横軸には簡単か難しいかを，縦軸には問題解決になるかどうかを書きます．あとは皆で相談しながら付箋紙を，それぞれ当てはまると思われる場所に貼っていくのです（図 1-9）．この図で考えると，右上に位置する対策がより有効だということになります．簡単か難しいかは「女性にとって」と「スタッフにとって」では少し異なりそうです．そこで女性の視点から考えたものとスタッフの視点から考えたものの 2 パターンを作ってみて，その 2 枚の模造紙を写真に撮って比較してもよいかもしれません．

　そうしていろいろな問題解決方法を書いた付箋紙を貼るときに，手元に「乳腺炎ケアガイドライン 2020」，「母乳育児支援講座」，「ABM プロトコル第 36号：乳腺炎スペクトラム 2022 改訂版」などを置いて，問題解決になるかどうかを調べながら行うと理解と情報共有を進めやすいのではないでしょうか．

　このようなグループワークをするときには，人を攻撃しないこと，人が話しているときは遮らずに聞くことなどの進行のルールを最初に決めておくと，すべての参加者が安心して言いたいことを言いやすくなります[13]．多忙な中でもこのような知識や意見の擦り合わせをすることで，適切ではないケアによって起きる問題のフォローアップに時間を費やさずにすむでしょう．（この技法は UNICEF/WHO の「母乳育児支援ガイド　ベーシック・コース」や，JALCの学習会のコミュニケーションスキルなどで繰り返し学んだことを，筆者がまとめたものです．）

　母乳育児支援をはじめとして，乳児栄養を支えるケアで大切なことのひとつ

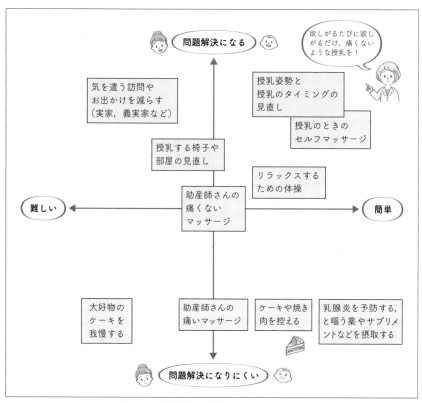

図1-9　乳腺炎の対策について考える

は「この支援は誰の幸せのためにやっているのか？」を，スタッフ間で共有することだと筆者は考えています．変えていきたい支援があるのだと他のスタッフにうまく伝えられないことは，少なくないでしょう．ですが，すぐに知識や技術やとらえ方を揃えられなくても，「赤ちゃんを育てる女性の幸せのため」，「赤ちゃんの健康のため」という共通した意識をもって勤務できれば，3～4年以上かかってもケアの内容をより望ましい方向に変化させられるはずです．そのためには，誰も責めず，誰も取りこぼさずに支援者同士がつながることができる方法が望ましいです．

　科学的に妥当な情報を伝え続けていると，育児に戸惑う女性たちもまた科学的根拠がある情報に基づいて自分の問題を解決したいと思っていることに気付かされます．もちろん，専門用語をわかりやすい言葉に置き換える必要はあり

ます．わかりやすい言葉に置き換えたうえで生理学，生化学，解剖学をもとにした対応策を伝えると，女性たちもまっすぐに耳を傾けてくれます．学会での論文発表のみならず，日常の臨床でも目の前の女性に対して利益相反の有無を開示することは，誠実さを示す役割を果たします．彼女たちを「ご自身の赤ちゃんに対する専門家」であるとみなして，医師が敬意をもって接すれば，その女性の自信や自己効力感を守ることにもつながります．

　産褥ケアに関わる専門家が厳しく脂肪食制限を指示すると，女性たちは次のような錯覚を抱くかもしれません．それは，乳腺炎の対応がうまくいけば助産師さんのお陰，うまくいかなかったら自分のせい，という錯覚です．健康な女性に対して，授乳しているからというだけで実行が難しいような食事制限を指示することは，女性たちを萎縮させる効果はあっても，乳腺炎の予防や治療の効果はあまり望めません．女性たちが頑張った結果，好ましい効果を出せるような情報提供をする責務が支援者にはあります．専門家は黒子として支援することで，その結果として一人一人の女性が自信をもって育児生活ができるようになるのが理想だと筆者は考えています．

　IBCLC を認定する IBLCE や，ラ・レーチェ・リーグが求める産褥ケアの支え手は，パターナリズムに基づいて女性を一方的にグイグイ引っ張る存在ではありません．

　医学的なアセスメントをグローバルスタンダードに基づいて行える，支援される女性の気持ちを理解しようとするコミュニケーションスキルを研鑽する，女性たちが理解し納得した解決につながる行動を選ぶことを容易にする，そうした支援のパラダイムシフトを職場全体，地域全体で目指すことが理想です．

　なお，2022 年に発表された WHO の "WHO recommendations on maternal and newborn care for a positive postnatal experience（産後をポジティブに過ごすための科学的根拠のある母体・新生児ケアに関する WHO 勧告）"[14) では，乳腺炎予防のための方法として「赤ちゃんと母親自身の欲求に応える形での母乳育児，抱き方や乳房への吸着，乳汁排出，温冷湿布などを実施できるようにカウンセリングと支援を推奨」すると記されています．

　ここに書いた回答はベストな回答でもなく，オンリーワンな回答でもありません．もしベストな回答があるならば，支援者から発信された情報が授乳中の女性の生活を窮屈にさせるような世の中はとっくに終わっているはずです．

　スタッフ間でも，スタッフと乳児を育てる女性との間でも，スムーズに物事を伝え合うためにはコミュニケーションスキルと情報リテラシーをもつことが双方に有用です．

　コミュニケーションスキルとは，聴き方と伝え方の技術です．

　情報リテラシーとは，「『情報が必要なときに，それを認識し，必要な情報を効果的に見つけ出し，評価し，利用する』ことができるように，個々人が身につけるべき一連の能力」と定義されています[15]．情報の探し方・選び方・解釈の仕方なども含まれます．特に健康に関する情報リテラシーは「ヘルスリテラシー」と呼ばれます．「エビデンスに基づく医療」という言葉が使われるようになって久しいですが，エビデンスというものはご存じの通り，「あるかないか」ではなくて，「強いエビデンスがあるのか，弱いエビデンスに留まるのか？」というとらえ方をすることで適切に使うことができます．

　エビデンスのピラミッド（図1-10）という考え方があります．この考え方

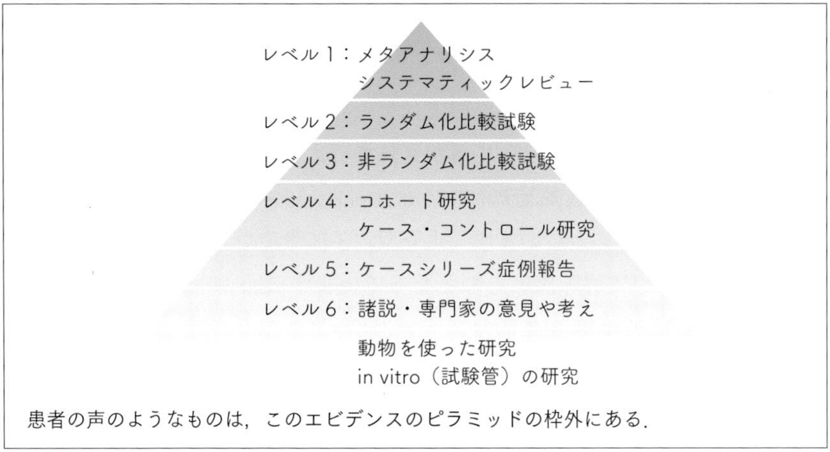

```
レベル1：メタアナリシス
　　　　　システマティックレビュー
レベル2：ランダム化比較試験
レベル3：非ランダム化比較試験
レベル4：コホート研究
　　　　　ケース・コントロール研究
レベル5：ケースシリーズ症例報告
レベル6：諸説・専門家の意見や考え
　　　　　動物を使った研究
　　　　　in vitro（試験管）の研究
```

患者の声のようなものは，このエビデンスのピラミッドの枠外にある．

図1-10　エビデンスのピラミッド
（朽木誠一郎：健康を食い物にするメディアたち．p.119．ディスカヴァー・トゥエンティワン，2018より）

においては，このピラミッドの頂点にある，メタアナリシスやシステマティックレビューなどの研究を強いエビデンスであると解釈します．ピラミッドの下の方にある動物実験や *in vitro* の研究は，ときどきテレビや新聞でセンセーショナルに伝えられていますが，実はエビデンスとしては最も弱いものです．また，個人の体験はかけがえのないものであり，問題解決の鍵になることもありますが，n=1 の弱いエビデンスであり，図1-10 のピラミッドでいえば，最下部にさえ含まれません．

　このようにエビデンスのとらえ方について職場・地域で同等に解釈できるように時間をかけることは，多忙な毎日の中では遠回りに見えるかもしれません．ですが，女性たちの悩みが軽くなれば結果的には支援に必要な時間が減る可能性があります．

　各学会は多くの場合，メタアナリシスなどの強いエビデンスに基づいた方法を選んで，ガイドラインとして提示しています．病棟で用いるマニュアルなどを選ぶ際には，こうした根拠に基づく情報を選ぶとよいでしょう．そのひとつとして，乳腺炎ではABMの「ABMプロトコル第36号：乳腺炎スペクトラム 2022改訂版」があります．第36号は「臨床プロトコル第4号：乳腺炎」に代わるものとして作られました．まだ新しくて賛否両論の部分はありますが，第36号では乳腺炎について多角的な検討が行われ，形態的，細菌学的な情報も加わることで，より医学的な視点からの解説となりました．医師が見慣れた伝え方になっているかと思われます．これはJALCにより和訳され，オンラインで公開されています[7]．

　この新しいプロトコルでは，乳腺炎は単一の炎症疾患ではなく，多くの疾患の形態によるスペクトラムとして解釈されています．そのおおもとになる原因としては，乳汁の分泌過多とディスバイオーシス（マイクロバイオームの混乱を表す用語）が挙げられています．走査型電子顕微鏡や光学顕微鏡で示された知見も扱われていて興味深いものとなっています（図1-11）．このプロトコルを読むと，乳腺炎が育児生活のブラックボックスの中の悩み事としてだけではなく，医学的な問題としても理解できます．

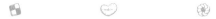

Mother centered care または family centered care という言葉が生まれてず

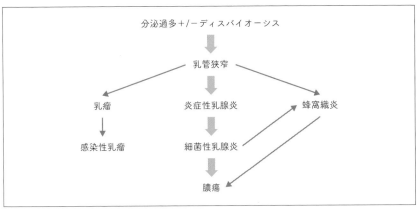

図 1-11　母乳分泌期の乳房における炎症病変のスペクトラム

（The Academy of Breastfeeding Medicine，NPO 法人日本ラクテーション・コンサルタント協会（訳）：ABM プロトコル第 36 号：乳腺炎スペクトラム 2022 改訂版〈https://jalc-net.jp/dl/ABM_36_2022.pdf〉より）

いぶんと時間が経ちました．ですが，それらがどのようなものかということはまだ広くは普及していないようにも思います．この 2 つの言葉には，お産をした女性が自信をもって新しい育児生活に踏み込むための力になる仕組みがたくさん含まれています．

　Mother centered care または family centered care を施設に根付かせるためには，今，施設で患者さんたちのためと信じて行っているケアが，本当に患者さんの求める結果につながっているのかを客観的にアセスメントする能力が必要になります．患者さんのためによかれと思って行っていたケアが実は staff centered care になっていたとしても，知識やアセスメントをもとにそのようなケアを記録していくことで変えていける可能性があります．

　例として，この章で取り上げた「乳腺炎の予防のために高脂肪食を控える」というルールについて考えてみましょう．このルールはわかりやすいですから，指導しやすいという点では staff centered care ではあるでしょう．ただし，糖尿病などにかかっていない健康な母子の生活に役に立つという妥当なエビデンスはありませんから，mother centered，あるいは family centered ではないといえます．この点に気付けるかどうかが，まず最初の変化のための一歩になるのではないでしょうか．

　また，乳腺炎に直接は関係ないように思われるかもしれませんが，楽な授乳

姿勢ができるかどうかは産褥期の生活のケアに影響されやすいのです．産後に楽な授乳姿勢についての情報提供がなされず，その結果，不適切でつらい姿勢での授乳が続けば，母乳はうまく飲みとられないままになり，乳腺炎につながりかねません．

　COVID-19 の感染予防に産院が細心の注意を払い始めた 2020 年初頭から，産後の母子ケアに関して多くの staff centered care が行われてはいないでしょうか．母親学級の中止や，産後の母子分離，（今は減少しましたが）SARS-CoV-2 ウイルスに感染しているならばルーチンで行われる帝王切開による分娩，ほぼ全例の人工乳育児の推奨（推奨していないと思っていたとしても，母乳育児の知識も技術もないままに人工乳を先に開始すれば，母乳育児は開始すら難しくなり得ます）などがそうです．これらは，SARS-CoV-2 ウイルスの性格や，COVID-19 が感染力の強い感染症であることは知られていても，その他にはどのようなリスクをもつのかさえ不明だった流行初期の時期には，ある 1 つの重要な選択だったかもしれません．ただ，それらのケアがどこまで mother centered であり，family centered だったのかを考える時期がそろそろ来ているのではないかと思います．

　赤ちゃんは免疫の力の多くを母乳から得ています．赤ちゃんが母乳をうまく飲めるかどうかは，産後すぐのケアによっても大きく変わります．だからこそ，母乳をうまく飲めるようにするためのケアを WHO/UNICEF が「母乳育児がうまくいくための 10 のステップ」として示しているのです．（「10 のステップ」について詳しくは p.108 を参照．）

　産褥ケアのパラダイムシフトを始めていくことも，COVID-19 の流行も落ち着き始め（2024 年 3 月現在），出産数が減り始めている今の時代の周産期を扱う施設の課題のひとつと思われます．

文　献

1)　Francois CA, Connor SL, Wander RC, et al.: Acute effects of dietary fatty acids on the fatty acids of human milk. Am J Clin Nutr, 67（2）：301-308, 1998.

2)　Ramsay DT, Kent JC, Hartmann RA, et al.：Anatomy of the lactating human breast redefined with ultvasound imaging.　J Anat, 206：525-534, 2005.

3)　戸田千：授乳中の乳腺炎の原因・治療について 200 例で検討した結果.〈https://smilehug.exblog.jp/27211023〉（2024 年 3 月アクセス）

4)　戸田千：乳腺炎と食事 2023.〈https://smilehug.exblog.jp/29503002〉（2024 年 3 月アクセス）

5)　戸田千：原因から考える授乳中の乳腺炎の予防と治療.〈https://togetter.com/li/1746211〉（2024 年 3 月アクセス）

6)　戸田千：授乳中の女性のヘルスリテラシー　―インターネット検索で得られる授乳期の乳腺炎に対する治療情報は安全か？―. 産婦人科の実際, 68（8）：1041-1047, 2019.

7)　The Academy of Breastfeeding Medicine，NPO 法人日本ラクテーション・コンサルタント協会（訳）：ABM プロトコル第 36 号：乳腺炎スペクトラム 2022 改訂版. 2022.〈https://jalc-net.jp/dl/ABM_36_2022.pdf〉（2024 年 3 月アクセス）

8)　国立医薬品食品衛生研究所 安全情報部：医薬品安全情報 vol.13 No.15（2015/07/30）.〈http://www.nihs.go.jp/dig/sireport/weekly13/15150730.pdf〉（2024 年 3 月アクセス）

9)　Walker, M：Breastfeeding Management for the Clinician：Using the Evidence. Fifth Edition. pp. 558-559. Jones & Bartlett Learning, 2021.

10)　The Academy of Breastfeeding Medicine: ABM Clinical Protocol #32: Management of Hyperlactation. Breastfeeding Medicine, 15（3）, 2020.

11)　Mohrbacher N: Breastfeeding Answers: A Guide for Helping Families. Second Edition. 2020.

12)　シャスティン・ウヴネース・モベリ（著），瀬尾智子, 谷垣暁美（訳）：オキシトシン―私たちのからだがつくる安らぎの物質. 晶文社, 2008.

13)　石川一喜, 小貫仁（編）：教育ファシリテーターになろう！　グローバルな学びをめざす参加型授業. pp.29-30. 弘文堂, 2015.

14)　World Health Organization: WHO recommendations on maternal and newborn care for a positive postnatal experience. 2022.〈https://www.who.int/publications/i/item/9789240045989〉（2024 年 3 月アクセス）

15)　The Association of College and Research Libraries: Information Literacy Competency Standards for Higher Education「高等教育のための情報リテラシー能力基準」. 2020.〈https://www.ala.org/acrl/sites/ala.org.acrl/files/content/standards/InfoLiteracy-Japanese.pdf〉（2024 年 3 月アクセス）

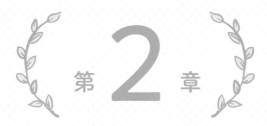

第 **2** 章

授乳姿勢

~解剖学と生理学の応用~

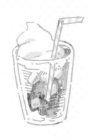

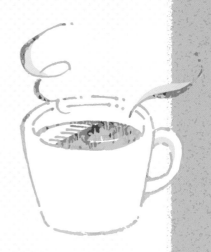

授乳姿勢・赤ちゃんの吸着の
章を読むときのご提案

　この章では，授乳姿勢や赤ちゃんの吸着について解説しています．授乳姿勢をポジショニング，吸着をラッチオンと表現することもあります．

　授乳の姿勢や吸着への介入方法があることさえ耳にしたことがない読者の皆さんも多いのではないでしょうか．この知識と技術とアセスメントは母乳育児を効果的に行うために**不可欠**です．適切なポジショニングとラッチオンは解剖学や生理学で解明された根拠に基づいています．

　母乳育児支援を任されている看護スタッフは，授乳姿勢や吸着の支援について，まだ詳しくない場合も少なくありません．ですから，スタッフによっては効果的な授乳ができているかを判断できていない可能性もあります．

　有効性を評価をせずにあたかも挨拶のように「上手に授乳できていますね」と言うことは，意外に思われるかもしれませんが，リスクにもなります．看護スタッフに「上手」と言われても授乳がつらい女性は，「自分の身体のできが良くない」から「上手に授乳できている」のにつらい，「これが上手な授乳ならば自分が我慢できない情けない人なのだ」などと受け取ってしまい，自己評価を下げるというリスクです．問題のない（少ない）授乳法・吸着法ができているという言葉は，聞いた女性に重く響いているものです．

　女性たちの自己効力感を守るためにも，すべての医療スタッフが適切にアセスメントできるよう望まれます．

　この章は以下の内容から構成されています．興味をもった部分から読んでください．

すぐに役立つ具体的で簡単な支援方法

「**すぐに役立つ具体的で簡単な支援方法**」で提示している例を読んで実践するだけでも，たちまち授乳中の女性の笑顔が増えます．

すでに授乳姿勢や赤ちゃんの吸着について評価・支援をしてきた人は，より効果的な支援のおさらいとしてまず「**適切な授乳姿勢とは？**」から読んでもよいでしょう．

「**授乳を楽にするパラダイムシフトのために**」では授乳の仕組みについて説明しています．授乳姿勢や吸着への支援方法については，まだ聞いたことのない人が多いのではないかと思います．ある程度の知識をもって事例にあたりたい方は，まずこの部分から読むと納得しやすいかもしれません．（この章はあくまでも母乳育児支援の入口としての要点を書いています．エビデンスや最新研究を網羅した成書は英語文献が多いですが，日本語の教科書なども今では増えました．興味をもたれた方は参考文献をご確認ください．）

母乳外来を行う産婦人科や助産院の中には「母乳外来には，赤ちゃんは連れてこないでください」という施設もありますが，授乳の問題を評価し，改善に向けて介入するには，当事者である赤ちゃんの存在は不可欠です．赤ちゃんが入院中などの理由がない限りは，赤ちゃん連れで来てもらうことを基本としましょう．

1 白斑ができて痛い！

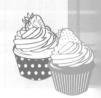

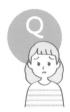

Q 　授乳が痛いと思ったら，乳首の先に白いブツブツができていました．おっぱいマッサージをしてくれた助産師さんからは「母乳はよく出ています．白いのができるのは体質だから仕方ないです．でも，頑張って授乳していればそのうちに痛いのに慣れますから大丈夫です．安心してくださいね」と言われました．

　おっぱいを飲む赤ちゃんは可愛いし，哺乳瓶など準備するものが少なくてすみますし，何よりせっかく出ているのだから母乳をあげたいのですが，痛いのを我慢するのは私がつらいです．少しでも授乳が痛くなくなる方法はないのでしょうか？

どんな人からの質問？

　産後早い時期が多いですが，赤ちゃんの栄養が母乳だけか混合かにかかわらずあらゆる時期に起き得る問題です．哺乳瓶を使うことで赤ちゃんが哺乳瓶での飲み方に慣れてしまい，授乳時に痛みが発生する人は珍しくありません．赤ちゃん自身は健康なことが多いですが，痛い期間が延びてくると母乳分泌量が減り，赤ちゃんの体重増加がゆるやかになる症例もあります．

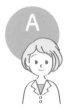

A 　授乳中の乳首の先にできる白いものは白斑（はくはん）milk blister とか乳疱（にゅうほう）と呼ばれています[1]．

　白斑ができて授乳するたびに強く痛むのは，おつらいですね．痛いにもかかわらず，赤ちゃんと自分のためになると聞いた母乳育児を安心して続けるための方法を探していらっしゃっていて，すごいです．相談した助産師さんはそのうちに慣れるとあなたに伝えたのですね．以前はそのように考えている人が多かったものです．

ところが最近は，痛くない授乳をするための方法がわかってきました．そのような授乳方法について興味はおありですか？

　（イエスの回答があれば次の説明に進みます．興味ないと言う人にはまず出会いませんが，興味がないときは痛み止めを処方するだけでも少しは授乳の痛みは楽になります．）

　授乳が痛いときでも，姿勢や吸着のタイミングや角度を変えてみればどこかに痛くない落とし所があります．その痛くないところを目指しながら授乳を続けていけば，白斑などによる授乳の痛みはほとんどの人で，授乳をお休みした場合よりも早く解消します[1,2]．

　「え？痛いのに授乳するのですか？」とビックリされていますね．白斑ができて授乳が痛いときには，多くの場合，赤ちゃんが乳首の先のほうだけを吸っていて痛みの原因になっています．母乳が出る場所は乳首の飛び出した部分ではなくて，乳頭乳輪体といって色の変わったところ全体なのです．白斑ができて授乳が痛いときは，赤ちゃんがおっぱいの飛び出た部分だけを，授乳が痛くなる姿勢やタイミングでくわえていることが多いです．

　白斑が痛いときの授乳姿勢は図 2-1A のような感じではないでしょうか．

　痛みを取るためにはまずあなたが楽に座れる姿勢をとりましょう．「楽」とは，長いこと同じ姿勢でいても，体のどこも痛くなったりしびれたりしなくて，手や足や首などがどこも宙ぶらりんに浮いていない状態です．授乳中は母乳を出すホルモンであるオキシトシンによって眠気を感じることもありますから，母子ともに転落，転倒しない姿勢が安全です．

　（ここからはハンズオフで支援します．ハンズオフとは説明する人が赤ちゃん人形とおっぱい模型を用いて，**目の前の女性のやり方を実演してみせながら支援する方法です．人形とおっぱい模型を使うことで，支援者が赤ちゃんや乳房に触れることなくその人のやりやすい姿勢を伝えられます．**授乳の悩みがある女性の授乳姿勢は，あぐらをかいたり椅子に浅く座ったりして，猫背で赤ちゃんに覆いかぶさっていることが多いです．赤ちゃんは頭だけギュッと引き寄せられていて，胴体が捻れてお臍が上を向いていることが多いです．これを実際に人形と乳房模型を使って伝えることができます．）

　赤ちゃんが乳首を深くくわえるためには，**赤ちゃんの体が捻れないように抱**きます（図 2-1B）．イメージとしては耳・肩・腰が捻れずに並ぶ感じです（図

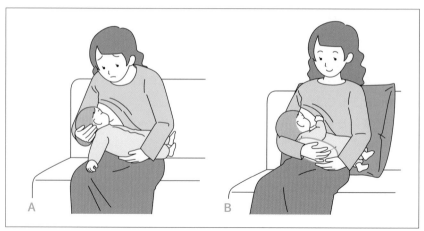

図 2-1　痛い抱き方（A）と痛くない抱き方（B）

A：痛みの出やすい位置関係です．赤ちゃんの口のところに乳首があり，赤ちゃんの額がよく見えて目は合いにくくなっています．「痛いのが怖い！」と，抱っこする手が赤ちゃんをつい離そうとしてしまいますよね．でも，深くくわえたほうがよいらしいと聞いているので，●●ちゃんの後頭部を手でグイッと引き寄せると思います．すると●●ちゃんは頭を押しつけられるのを不快に感じて緊張します．緊張している赤ちゃんをグイッと押しつけるには力もいります．でも，深くくわえることはできなくて痛みが続くものです．（ここは実際に授乳してもらうと容易に伝わります．）

B：痛みの出にくい位置関係です．赤ちゃんの耳〜肩〜腰がゆるりと一直線になっていて，赤ちゃんと目を合わせることができます．授乳のときには，赤ちゃんの頭・肩・腰のすべてを両腕を使って引き寄せるようにします．頭を押しつけないように気を付けます．

2-2）．

　吸着するときは●●ちゃんの下顎があなたのおっぱいに埋まりこむくらいまで触れていて，●●ちゃんの鼻から唇にかけての溝の部分（人中）が乳首のところにあるように抱くと，より痛みの少ない授乳がしやすいです．また，赤ちゃんは後頭部を強く押されるのを**嫌がりますから**，赤ちゃんの首から下，つまり肩から腰にかけてをあなたの腕全体を使って引き寄せると，赤ちゃんは母乳を飲みやすく，あなたは痛みが出にくくなります．

　（引き寄せる感じを実感してもらうには，ハンズオフよりもハンズオンハンド〈授乳している女性の手に手を添える〉またはハンズオンベビー〈赤ちゃんに手を添える〉のほうが理解してもらいやすいです．痛みが怖くて緊張していても，少しのスピードの違いや角度の工夫によって痛みのない授乳を一度でも体感できると，痛くない授乳を目指すモチベーションが一気にあがります．痛

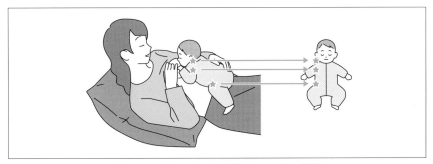

図 2-2　**赤ちゃんの体が捻れていない状態**
痛みのない授乳のためのチェックポイント：赤ちゃんの耳・肩・腰はまっすぐですか？

みが減った授乳を体験した瞬間に，どの女性も「あれ？ホント？」と一瞬戸惑ったあとで，晴れ晴れとした表情になります．）

　母乳の量を増やそうとして痛いのに授乳を頑張ると，母乳を出すためのホルモンであるオキシトシンが出にくくなります．ですから，痛みは我慢しないほうがいいのです．

　繰り返しますが，授乳姿勢や吸着を工夫すれば，痛みの改善も早く，効果も長続きします．でも，痛みが強いときには，授乳姿勢や吸着の工夫ほどの持続的な効果はないと理解したうえでならば，一時的に痛み止めを併用することも選択できます．痛み止めとしては母乳に出にくいロキソプロフェンやイブプロフェンなどの飲み薬や，ステロイドの入った塗り薬が使用できます．

この質問の解決のために湧く疑問	緑色の文字 が，現在の科学的根拠から妥当と考えられる回答
ネット検索で得られる情報で問題は……	解決することが多い　解決することは少ない むしろ悪化するかも　選んだサイトによる
母乳をやめてミルクに代えることで問題は……	解決することが多い　健康な親子では解決するものではない むしろ悪化するかも
授乳のタイミングは適切か？	適切　時間があきすぎているかも 頻回に授乳しているかも
適切な授乳姿勢を知ることでこの悩みは……	解決する　解決することもある 解決することは少ない　むしろ悪化するかも
子どもを小児科に紹介する必要は？	あり（急ぐ　近いうちに）　なさそうだ　状況による

　実際に赤ちゃんの授乳の様子を見せてもらって，より問題の少ない授乳姿勢と吸着の情報提供ができると，その瞬間にたいていは痛みが激減（解消）します．

　2005 年に JALC の医師向けに開催された第 1 回母乳育児支援セミナーで，「ポジショニングとラッチオン（授乳姿勢と吸着）」について初めて学んだときには，筆者は狐につままれたような気がしたものです．授乳姿勢で何が変わるのだ？助産師さんたちが忙しいときにも一生懸命におっぱいケアをしてあげていても，痛い人は痛いのに……と感じたものの，IBCLC という専門家が言うことだから，と半信半疑で授乳姿勢への介入を産後の回診や 1ヵ月健診で実践してみました．それからはなんと，一瞬で産後の女性の表情が明るくなるのを筆者は次から次へ見ることになったのです．

　英国の助産師・医学博士である Colson は，著書 "Biological Nurturing" で「授乳の仕方は教えないで！」と繰り返し述べます[3]．ですが，Colson は決して，親子を放置しておくことをよしとしているのではありません．それぞれの親子がそれぞれの快適さを見つける**経験**を尊重し，専門家は赤ちゃんの呼吸困難や低血糖や低体温を予防しながら安全を守ることの重要性を伝えています．そして，赤ちゃんと初めて向き合う女性の尊厳を守りながら，困っていれば必要な手を差し伸べる支援の必要性を示しているのです．

　Colson はまた，母乳育児をする母子が触れ合いながら過ごしていられることの重要性を多くの観察データをもとに強調しています．産後初期には赤ちゃんの体重や原始反射などを利用する方法を知っていると有効な授乳行動・哺乳行動が行いやすくなります．授乳・哺乳は決して単純な本能行動ではなくて，身につけるには母子ともに**練習が必要**な技術のひとつです．授乳・哺乳行動を確立するには，周りの人間があれこれ指示するよりも，母子が安心して試行錯誤しながら学習できることが重要だと Colson は主張しています．そして，そのような試行錯誤しながらそれぞれの親子が確立していく授乳・哺乳行動をColson は Biological　Nurturing（生物学的養育法）と命名したのです．

つまり（このような回答例を示していながら矛盾しますが），**支援者が授乳姿勢・吸着の改善方法を提示するのはベターであってもベストな支援方法ではない**のです．

現代の日本では出産直後から多くの親子は母子別室で過ごし，産院のスタッフから授乳方法を習って母乳育児が始まります．スタッフが善意をもって対処していたとしても，このような母乳育児のスタートは**問題を起こしやすい授乳方法**につながりやすいです．母子別室や，授乳枕に赤ちゃんをのせる**母親主導**な授乳姿勢は伝えるスタッフにとっては慣れた方法ですが，実際には退院後の赤ちゃんとの生活に問題を起こしやすい方法なのです．そのような授乳方法しか知らない女性たちにとっては，楽な生活のためには，まず授乳方法のパラダイムシフトが必要になります．

現在普及している母親主導の授乳の問題を解決するため，カナダの小児科医である Smillie は**赤ちゃん主導**の授乳を提唱しました[4]．この授乳方法を試してみると，赤ちゃんのもつ能力に多くの女性が目を輝かせます．

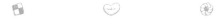

疾患としての白斑の説明に戻ります．

乳頭の先にできた白いブツブツが白斑（乳疱，milk blister）であれば，授乳姿勢や吸着を工夫することでたいていの人では数回の授乳から数日間までのうちに改善します．白斑かどうかの鑑別診断も意識します（表 2-1）．

また，赤ちゃんが好む授乳姿勢や吸着が原因で痛みが出ることもあります．（ただ，この場合も授乳姿勢の工夫で痛みが軽減することは多くあります．）

表 2-1　**乳首の痛みがあるときの鑑別診断（筆者作成）**

鑑別診断	所見や原因
単純ヘルペス	乳頭や乳輪部分に水疱や潰瘍がある．
皮膚亀裂	搾乳機のサイズが合っていないこと，授乳中に赤ちゃんの口を無理に外すことなどが原因．
乳首などのカンジダ感染	赤ちゃんの唇や舌に鵞口瘡がある．
亜急性乳腺炎	乳房全体に灼熱感を感じるような強い痛み．白斑の奥にできる乳管のバイオフィルムによる，乳管内宮の狭小化が原因[5]．
赤ちゃんに原因あり	赤ちゃんの舌の形や口唇口蓋裂，口蓋の形態に問題がある．

助産師さんの中にはこのようなときの介入として，乳頭保護器の利用を好む人もいます．ですが，保護器を使った授乳では乳頭乳輪体への吸啜刺激が伝わりにくくなるうえに，毎回の授乳で飲み残しも多くなり，結果的に出る母乳の量が減る人が大半です．ところが，その問題点まで伝えずに保護器の使用を提案している人はまだかなり多い印象があります．保護器は，使い始めたら不要になるまでのケアの継続が必須の道具です．

　　筆者の場合，もともと使っていなかった女性に，新たに保護器を使う指示を出すことはまずありません．保護器をすでに使っている人に対しては，搾乳して哺乳瓶などで飲ませる方法もあること，その方法であれば母乳を増やす意味もあることをあわせて説明し，使用を継続するかどうか女性に選んでもらっています．多くの女性は搾乳して哺乳瓶やカップで飲ませるほうを選ばれます．

　授乳の痛みには大きな問題がなさそうに見えるものもあります．
　例えば，傷ができて痛いと訴えていても見た目には問題がないときです．このような場合は授乳のタイミング・授乳姿勢・吸着の改善で痛みが改善することが多いですが，一部では，白斑ができかけているとか，すでに亜急性乳腺炎を発症していることもあるため，継続したケアと経過観察が求められます．
　また，乳頭の付け根の表皮から真皮にかけて線状から輪状の浅い亀裂を認めることがあります（図 2-3）．これは，赤ちゃんが口を外すときに生じやすい皮膚の浅い裂傷です．ですから，乳首を赤ちゃんの口から外すときのコツを伝

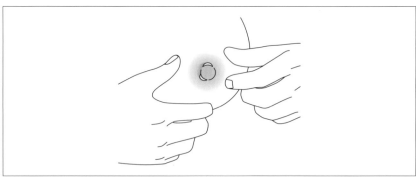

図 2-3　乳頭の付け根の裂傷

えるだけでも，痛み対策に役に立つことでしょう．

　赤ちゃんが自分から口を外すときには裂傷は生じにくいですが，授乳の中断が必要なときに役立つコツのひとつを図2-4に示しています．図に示している通り，赤ちゃんの口角と乳首との間に，爪を短く切った人差し指や小指を赤ちゃんの舌の上まで入れます．そうすると，口腔内の陰圧が解除されますから，乳首を離す際に根本が切れにくくなります．

> 　歯齦（歯茎）を越えて舌の上まで指をいれることがポイントです．ただ，赤ちゃんにとっては違和感のある行為なので，筆者は「必ず，赤ちゃんに声をかけてお断りしてから指を入れてね」と伝えています．

　看護スタッフが授乳時の痛みの原因や授乳姿勢のアセスメントをしても，改善点を説明していなかったり，いわゆる乳房マッサージと呼ばれる手技だけをして解決法を伝えていないことも，まだ少なくありません．

　アセスメントで浮き上がってきた問題から，改善に役立つポイントのうち

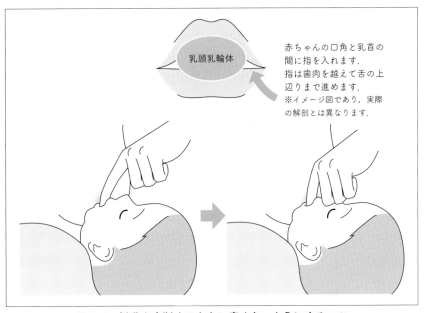

図 2-4　授乳を中断するときに痛くないようにするコツ

1点か2点だけを伝えることが重要です．たくさんの情報を伝えると混乱することがあるからです．（例として，ここでの回答は2点だけ伝えています．①赤ちゃんの身体が捻れないように抱いて授乳することと，②赤ちゃんの下顎が乳房につくこと，の2点です．）

そこで適切な授乳姿勢を練習して身につけられれば，次に同じような状況で困ったときにセルフアセスメント・セルフケアができるようになります．ときに，何もかも問題だらけの授乳をしている女性もいらっしゃいます．そのような人にも必ずうまくできているところがあるものです．うまくできていることも必ず伝えるようにします．

2 授乳の痛みは仕方ないの？

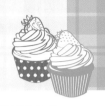

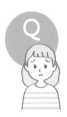

Q 　昨日，出産をしました．周りの人は安産だと言っていましたが，陣痛が来てから初めての子どもを抱っこするまでは長かったです．赤ちゃんはかわいいです．でも，今度は授乳の痛みにびっくりしてます．この痛みは，我慢しているうちに慣れるのでしょうか？

どんな人からの質問？

　産後すぐの回診や内診のときに，ご自身から痛みを訴える人もいますが，こちらから「授乳の様子はいかがでしょうか？」などと尋ねて初めて授乳の痛みを訴える人もいます．ここでは医師が数十秒で説明できる簡単な回答を示しています．この方法は，2週間健診や1ヵ月健診など，時間がないときの情報提供としても役立ちます．

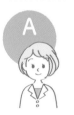

A 　こんにちは．昨日，ようやく赤ちゃんに逢えましたね．おめでとうございます．よく頑張りましたね．お名前は●●ちゃんと決まったのですね．

　今のお加減はいかがでしょうか．赤ちゃんをかわいいと思うのに，授乳が思いの外痛くてビックリされているのですね．授乳の痛みは慣れるのを待つというよりも，授乳姿勢や赤ちゃんが吸着するタイミングとか，くわえる角度などを工夫することで楽になることが多いです．どのように赤ちゃんがおっぱいを飲んでいるのか，見せてもらってもよいですか？赤ちゃんをやさしく丁寧に抱っこしていらっしゃいますね．素晴らしいです．

　（赤ちゃん人形などと，おっぱい模型を使って女性の授乳姿勢を模倣しながら伝えます．）

　今，このように赤ちゃんのお臍が上を向いた姿勢で授乳をしていますね．こ

れだと赤ちゃんの身体が捻れているので，●●ちゃんの耳と肩と腰とが捻れないようにゆるりと一直線に並ぶイメージに近づけてみます．この赤ちゃんのお臍の方向ををあなたの体に向けてくっつけてみましょう．そうですね，そんな感じです．

そして，おっぱいをくわえたままで●●ちゃんを**左右に 2～3 cm** 動かしてみてください．一番痛くないところが見つかったら，次におっぱいをくわえさせたままで●●ちゃんを**上下に 2～3 cm** 動かしてみてください．左右も上下も一番痛くないところを**毎回**探していると，早く授乳の痛みが楽になる人が多いです．

授乳・哺乳は単なる本能行動ではなくて，練習も必要なのです．毎回の授乳で痛みを感じるたびにこうして，痛くない姿勢を探して少しずつ練習していきます．

それでも痛いときは，痛み止めを処方することができますので，お声をかけてくださいね．

この質問の解決のために湧く疑問	緑色の文字 が，現在の科学的根拠から妥当と考えられる回答
ネット検索で得られる情報で問題は……	解決することが多い （解決することは少ない）（むしろ悪化するかも）選んだサイトによる
母乳をやめてミルクに代えることで問題は……	解決することが多い　健康な親子では解決するものではない（むしろ悪化するかも）
授乳のタイミングは適切か？	適切 （時間があきすぎているかも）頻回に授乳しているかも
適切な授乳姿勢を知ることでこの悩みは……	（解決する）（解決することもある）解決することは少ない　むしろ悪化するかも
子どもを小児科に紹介する必要は？	あり （急ぐ　近いうちに）（なさそうだ）状況による

解　説 ....

白斑についてのQ&A（p.56）でも紹介したように，Colson[3]やSmillie[4]などは，赤ちゃん主導の授乳を提案しています．赤ちゃんが自らの意志で安全に乳頭乳輪体に吸着できるような安全な環境を整えると，産まれてすぐの授乳で

感じる痛みや不快感を乗り越えることがより簡単になります．ただし，そのようなケアを受けて産後の時間を過ごせている女性は今はまだ少ないです．そのため，この質問には助産師さんたちがすでに従来の授乳姿勢を教えているという前提で答えています．

理想としては，「WHO 推奨 ポジティブな出産体験のための分娩期ケア」[6] に基づいた環境で出産した女性が，WHO/UNICEF の「母乳育児がうまくいくための 10 のステップ」に準じた産後の生活を送れる施設が増加することが望まれます．そうすると，ここでの回答はここまで言葉を尽くさずとも容易に伝わるようになります．

楽で安全な母乳育児の方法についての情報提供はいまだ普及していないため，育児している女性も困ったときにはインターネット検索をすることが増えました．現状ではおよそ 9 割の人がスマートフォンをもっています[7]．インターネット検索で出てくる母乳育児支援情報をご覧になったことがあるでしょうか．授乳中の赤ちゃんの写真が載っているサイトが多いですが，その写真自体が「痛そうな授乳姿勢」になっていることがよくあります．

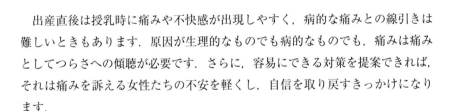

　赤ちゃんがかわいく写っているからといって，痛そうな姿勢・吸着の写真を選ぶ人たちは，授乳姿勢の重要性について関心が薄いのではないかと筆者は考えます．

出産直後は授乳時に痛みや不快感が出現しやすく，病的な痛みとの線引きは難しいときもあります．原因が生理的なものでも病的なものでも，痛みは痛みとしてつらさへの傾聴が必要です．さらに，容易にできる対策を提案できれば，それは痛みを訴える女性たちの不安を軽くし，自信を取り戻すきっかけになります．

ABM の「ABM プロトコル第 26 号　母乳育児に伴う持続的な痛み」には，授乳に伴う痛みにはさまざまな原因があることが示されています．さらに，「出産後 1 ヵ月以内に母乳育児を中止した 1,323 人を対象とした研究において，**中止した主要な原因**として 29.3% は痛みを，また，36.8% は乳頭痛，乳頭亀裂，乳頭出血をあげていた．複数の研究によれば，母乳育児に伴う痛みと産後うつには相関があることが見いだされている」と記されています[2]．

このことからもわかるように，授乳が痛いということは，少し我慢すればいいような軽いトラブルではありません．授乳の痛みの原因が診断され，その診断から導かれる対策方法を**自分で選択できる**ことは，授乳する女性にとって自己効力感を保つ１つの力になります[8]．

　職場全体での患者さんへのケアの質が均一だと，母乳育児を希望する女性の新しい生活を楽しいものにしやすくなります．職場のスタッフと母乳育児支援についての情報と技術を共有するためには，グローバル・ヘルス・メディアの動画[9]が役に立ちます．（詳しくは p.86 を参照.）

　このような簡単な説明では痛みがとれない女性に対しては，スタッフ間でケアを引き継げる環境も大切です．もし授乳姿勢のアセスメントや情報提供のできるスタッフが職場にいない場合は，近所の IBCLC への継続支援の依頼が必要となるかもしれません．（日本国内の IBCLC の人数は 2023 年 1 月時点で923 名です．各地域の IBCLC は JALC のサイト[10]より探すことができます.）

3 授乳回数を減らすコツは？

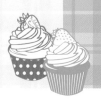

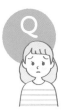

Q 　授乳回数が1日に12回くらいで，●●ちゃんの体重は1日に平均で28g増えています．寝ているとかわいいですが，授乳が痛くて大変です．家事も十分にできず，起きているときの●●ちゃんの表情をじっくり見る余裕もないです．授乳回数を減らすことはできますか？

どんな人からの質問？

　1ヵ月健診前後の，健康で発育良好な赤ちゃんを育てる女性からの質問です．栄養不足がないことを表すために体重増加の数字も添えています．必要な体重増加は第3章で示しているように月齢に伴い変化します．授乳の「回数が多い」，「痛い」という訴え自体は月齢に関係なくあります．健診以外で病院を受診したときにも，「赤ちゃんとの生活で困っていることはありますか？」と尋ねると，初めてこの質問を口にする女性は多くいます．

　この後に示すのは母乳だけで育児したい女性への回答例です．回数が多くても痛みもなくて気にしていなければ介入は不要です．授乳回数が多いことで母乳不足を心配し，補足が必要かどうかを悩んでいる女性への回答は第3章（p.121）を参照してください．

A 　●●ちゃんは体重も順調に伸びていて安心ですね．でも授乳が痛いので，授乳回数が減らせないかとお考えなのですね．痛みを我慢しないことは大切です．よく尋ねてくださいました．

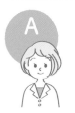

　赤ちゃんの中には少しずつ何度も何度も飲みたい子もいるので，必ず回数を減らすことができるわけではないですが，授乳姿勢や吸着の工夫をすることで，痛みを減らしながら一度に飲める母乳の量を増やせる可能性はあります．授乳姿勢の工夫について興味はありますか？

（希望された場合に以下に進みます．希望されなかった場合は，解決策以前にまずつらさの傾聴が欠かせません．）

ではまず，●●ちゃんがどのようにおっぱいを飲んでいるのかを確認してもよろしいですか？

（ここでは，ハンズオフの支援として，医師も赤ちゃん人形とおっぱい模型をもっておくとより伝わります．）

●●ちゃんは一生懸命おっぱいを飲んでいますね．あなたの背中は痛くないですか？　少し背もたれにもたれかかってみるのはどうでしょうか．

（医師も赤ちゃん人形を抱っこして背もたれに体を預けます．）

背もたれにもたれると背中と肩が楽になったのですね！　素晴らしいですね．

くわえたところがまだ少し痛むのですか？　では今度は●●ちゃんが深くくわえられるように，胴体を引き寄せてみましょう．

（医師も抱いた赤ちゃん人形の胴体を引き寄せます．）

赤ちゃんの体が捻れないように，耳・肩・腰がゆるりと一直線になるように抱っこします．赤ちゃんのお臍があなたの胴体のどこかに密着するように引き寄せます．

そうですね，そんな感じです．痛いところもなくなったのですね．あなたの背中も●●ちゃんも，さらに楽そうに見えるようになりました．痛くなければ，授乳回数が多くても続けられそうなのですか？　ご自身と赤ちゃんで力を合わせて痛くない姿勢を見つけることができれば素晴らしいですね．

赤ちゃんが吸着しているほうのおっぱいを，手のひらと肋骨とではさむようにそっとそっと押すと，赤ちゃんの口により多くの母乳が入ります（乳房圧迫法）．こんな感じで数日間痛みがないように工夫し続けると，母乳の出る量が増えて授乳回数も減る人が多いです．これは，母乳には出す量が増えると（数日必要ではあるものの）作られる量も増える仕組みがあるからなのです．

解　説

痛みだけでなくて，**出る母乳の量**もまた授乳姿勢や吸着で改善される項目のひとつです．

ところで，授乳姿勢について見落としがないように，なおかつ自分が評価されていると目の前の女性に感じさせないようにチェックしていくためには，

WHO/UNICEF の直接授乳観察用紙（表 2-2）が使いやすいです．観察用紙の使い方は p.90 で説明しています．

> 筆者が勤務している病院の母乳外来を 2017 年 1 月 1 日〜2019 年 8 月 31 日に受診した女性について，WHO/UNICEF の直接授乳観察用紙を利用して評価した結果は以下の通りでした．
>
> 主訴は「痛み」または「補足量を知りたい」を取り上げています．
>
> **主訴が「痛み」である**母子のべ 78 組のうち，直接授乳用紙を用いて評価した初回受診の母子 30 組について，「授乳がうまくいっているサイン」の合計点が 22 点中何点かを数えました．結果は 1 回目の受診時の平均値が 15.0/22 点，中央値 15.0/22 点．点数の幅は 10〜21/22 点でした．
>
> **初診の主訴が「補足量を知りたい」**であった母子は 26 組で，「授乳がうまくいっているサイン」の合計点の平均値は 13.8/22 点，中央値 13.5/22 点，点数の幅は 10〜21/22 点でした．（2020 年の日本産科婦人科学会学術講演会にてポスター発表，未論文化．）
>
> 2 回目以降の受診時には，痛みや体重増加の問題が解消している場合では直接授乳観察用紙による評価は行わないこともあるため，1 回目と 2 回目以降の点数の差は評価できませんでした．

実際に母乳外来でこの直接授乳観察用紙を使うと，他の会話をしながらチェックする際でも見落としが減ります．また，ご本人に工夫のポイントが伝えやすくなります．

さまざまな工夫を行っても，その効果が実際に出るまでには 1 週間くらいは必要です．授乳姿勢や吸着に気を付けるように説明した機会に，あらかじめ伝えておきます．まず 1 週間やってみよう！と，小さな目標ができると頑張りやすいです．そのうえで，最初の数日はむしろ授乳回数が増えることも伝えておきます．授乳姿勢に複数の問題をもつ人以外では，次の 1〜2 週間後の受診時には授乳回数と痛みの両方が減ってきます．

赤ちゃんの補足の有無は大きな健康問題なので，母乳不足を疑う母親のケアをするときには必ず赤ちゃんの体重も測ります．いわゆる乳房マッサージの手技で痛み対策をする助産師さんは赤ちゃんの同伴を求めないことも多いようで

表 2-2　直接授乳観察用紙

| 母の名前＿＿＿＿＿＿＿＿＿＿＿＿＿＿＿ | 日　付＿＿＿＿＿＿＿＿＿＿＿＿ |
| 赤ちゃんの名前＿＿＿＿＿＿＿＿＿＿ | 赤ちゃんの年齢（日数）＿＿＿＿＿ |

授乳がうまくいっているサイン：	困難がありそうなサイン：
全体	
母親	
□健康そうに見える □リラックスしており、居心地がよさそう □母親と赤ちゃんとのきずなのサイン	□病気または落ち込んでいるように見える □緊張しており、不快そうに見える □母子が目を合わせない
赤ちゃん	
□健康そうに見える □穏やかでリラックスしている □空腹時、乳房に向かったり探したりする	□眠そう、具合が悪そうに見える □落ちつきがない、泣いている □乳房に向かわない、探さない
乳房	
□健康そうに見える □痛みや不快感がない □乳輪から離れた位置でしっかり指で支えられている □乳頭の突出	□発疹、腫脹、あるいは疼痛 □乳房や乳頭が痛い □乳輪に指がかかったまま乳房を支えている □乳頭が扁平で、突出していない
赤ちゃんの体勢	
□頭と体がまっすぐになっている □母親の体に引き寄せられて抱かれている □体の全体が支えられている □赤ちゃんが乳房に近づくとき、鼻が乳頭の位置にある	□授乳をするのに、首と頭がねじれている □母親の体に引き寄せられて抱かれていない □頭と首だけで支えられている □乳房に近づくとき、下唇、下顎が乳頭の位置にある
赤ちゃんの吸着	
□乳輪は赤ちゃんの上唇の上部のほうがよく見える □赤ちゃんの口が大きく開いている □下唇が外向きに開いている □赤ちゃんの下顎が乳房にふれている	□下唇の下部のほうが乳輪がよく見える □口が大きく開いていない □唇をすぼめている、もしくはまき込んでいる □下顎が乳房にふれていない
授乳	
□ゆっくり深く、休みのある吸啜 □哺乳しているときは頬がふくらんでいる □哺乳を終えるときは、赤ちゃんが乳房をはなす □母親がオキシトシン反射のサインに気がつく	□速くて浅い吸啜 □哺乳しているときに頬が内側にくぼむ □母親が赤ちゃんを乳房からはなしてしまう □オキシントン反射のサインがない
備考：	

（BFHI 2009 翻訳編集委員会（訳）：UNICEF/WHO 赤ちゃんとお母さんにやさしい　母乳育児支援ガイド　ベーシック・コース.「母乳育児成功のための 10 ヵ条」の実践. p.166. 医学書院, 2009 より）

すので，医師から助産師さんにケアを依頼する場合は**赤ちゃんの体重の変化も知りたいこと**を伝えます．（もちろん，授乳姿勢の適切な評価ができることが求められます．他の施設ですでにケアを受けた後に筆者の母乳外来を訪れた女性の中には，「授乳姿勢は問題ないと言われました」とおっしゃっても，見るからに痛そうな授乳をしている人は残念なことに少なくありません．）

　いわゆる乳房マッサージをして，やわらかくした乳房から母乳がたくさん出れば問題解決するわけではありません．母乳がたくさん出ていても，実際には赤ちゃんが飲めていない場合もあるからです．赤ちゃんが実際に母乳を飲めているかどうか確認するためにも，授乳に関するケアの際には赤ちゃんも連れてきてもらい，体重を測定するようにするとよいでしょう．

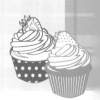

4 おっぱいがカチカチに なってしまう

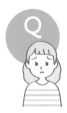

Q ●●ちゃんは生まれて3ヵ月です．●●ちゃんが最近，夜もよく寝るようになってホッとしているのですが，今度はおっぱいが張ってカチカチになって，私の目が覚めるようになりました．気持ちよさそうに寝ていて可哀想で，起こさずにいます．このようなときは，自分で搾っておっぱいを空っぽにしたほうがいいのでしょうか？

どんな人からの質問？

　母乳育児中のどの時期（産まれてすぐ，外出中，復職後など）にも起こりうる問題です．母乳分泌過多傾向がある人には乳腺炎の予防のためにも知っておいてほしいセルフケアのひとつを紹介しています．ここでは乳房の痛みや張った不快感を楽にして，赤ちゃんがうつらうつら起きているくらいでも吸着できるように乳頭乳輪体をやわらかくする方法である，**Reverse Pressure Softening 法（RPS 法）**について解説します．

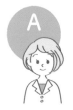

A 　●●ちゃんが夜は寝てくれないかなあと思っていたのに，いざ寝るようになると今度は別の悩みが出てきたのですね．困っていることを教えてくださってありがとうございます．

　母乳は，出す量が増えると作られる量も増えることを覚えていたのですね．だから，今後も母乳を続けるためには，●●ちゃんが飲まないときには搾ったほうがよいように考えられて，質問されたのですね．このようなときは，5〜6時間くらいならば間があいても母乳の量が減る心配はなさそうですので，あなたが痛くなかったら搾らなくても問題ありません．もし痛いときは，次のようにすると乳首の周りの痛みを軽くできます．

　乳首の周りの黒っぽい部分（乳輪）には神経や血管が集まっています．その

場所（乳頭乳輪体）をセルフケアすると，たいていの人で苦痛が減ります．これはRPS法といって，乳首の周りにある痛みの出やすい場所を楽にする方法です．

　あなたの指の腹で，乳輪の端くらいを**肋骨のほうに向けて痛くない程度に圧迫**します．必ず指の腹で圧迫して，爪は立てないようにします．

　指を置く場所は，乳輪といって色の濃い部分のすぐ外くらいです（図2-5）．肋骨に向かって垂直に，痛くない程度（1〜3cm）の深さまで圧迫します．圧迫する時間は，カチカチになったところが少しフワッとするまでで，およそ1〜3分くらいの間です．押さえることで乳輪の周辺の乳管の中にある母乳を乳房の奥のほうに戻しつつ，浮腫も軽くします．わざと母乳を出さなくてもよいですが，乳管口から母乳が出てしまっても構いません．ただし，ティッシュペーパー1枚を濡らす以上は出さないようにします．

　この方法では，痛みはきれいさっぱりなくならずに少し楽になるだけなので，不満が残るかもしれません．それでも，少しやわらかくなれば●●ちゃんがおっぱいを飲むことが簡単になります．そうすれば，たとえ●●ちゃんの目がぱっちり覚めていなくても，唇に触れると探す程度のまどろんだ状態であっても簡単に哺乳できます．また，●●ちゃんが寝てしまっていて起きないときは，飲ませなくてもこの方法だけで少しですが痛みが楽になり，母乳も出し続けられます．

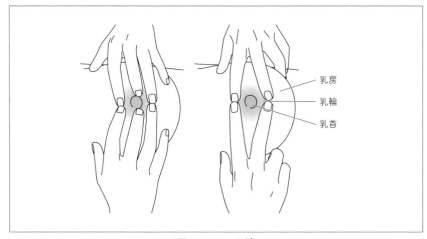

乳房
乳輪
乳首

図 2-5　**RPS 法**

こうすることで,「母乳を出し続けること」,「母乳を作りすぎないこと」,「乳腺炎を予防すること」などにもつながります.

ただ,スッキリするまで搾ってしまうと,搾られた分,母乳がたくさん作られるようになり,いつまでも楽にならないのでご注意くださいね [11, 12].

解 説

RPS法は,とても速効性のある方法です.今までの方法のように説明が長くて実施しにくいと感じるかもしれませんが,1回試してみると,その効果に驚かれるのではないでしょうか.

最初のうちは助産師や医師がハンズオン,またはハンズオンハンドで実際に乳輪がやわらかくなる効果を体験してみましょう.支援者と女性の双方がケアの有効性を実感できれば,あとは女性がご自身で工夫し始めます.乳輪の大きさや手の動きには個人差がありますので,乳輪ギリギリに指をおくことや爪を立てないこと,搾りすぎないことなどの基本だけが伝われば十分です.

じわ〜っと**持続的に,痛みを感じない程度の力**で圧迫することがコツといえばコツです.

乳輪や乳頭は第3-5肋間神経の支配を受けていて,主に第4肋間神経が支配しています.乳輪付近は多くの神経末端があるために痛みを感じやすい場所です.そこが浮腫んだり,血液が鬱滞したりして痛みが出ると,母親の体ではオキシトシンの分泌が抑制されて,作られた母乳が出にくくなります.また,赤ちゃんの立場から見ると,硬く緊満した乳輪乳頭体では深い吸着が難しくなります.RPS法は母側の痛み,赤ちゃん側の吸着の苦労の両方を改善できます.

産後の数日間を母子別室で過ごすと,ほとんどの女性で乳房緊満が強くなります.そのときの痛みの解決を,助産師さんのいわゆる乳房マッサージに任せる施設も多いかと思いますが,RPS法によってご自身で対応できれば,他の人からのケアを待たずにすみます.

助産師さんも時間に余裕ができれば,一部の問題を抱えた人のケアに集中できるはずです.産褥ケアを通じて母子が元気に退院し,自信をもって生活できることが重要です.助産師さんに求められるのは母や子の能力を信じて支援するためのシステム(10のステップもまたそのひとつです)を共有して,黒子の役割を担える技術や意識ではないかと思われます.

5 乳腺炎を早く治すための授乳姿勢は？

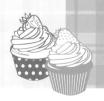

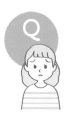

Q　乳腺炎になったときは授乳を中断するよりも，赤ちゃんが欲しがるたびに，欲しがる時間授乳して，おっぱいを飲みきってもらえたほうが早く治ると聞きました．お熱とおっぱいと節々の痛みとでつらいので，楽に授乳を続けられる姿勢を教えてください．

どんな人からの質問？

　2回目以降の乳腺炎罹患で，以前の罹患時に授乳姿勢に関する情報を聞いたことがある人からの質問です．（初めて乳腺炎に罹患した女性で，この質問ができるほど授乳中の乳腺炎に詳しい人は少ないでしょう．）初めての人に対しては，医師などの支援者が直接授乳観察用紙を使い授乳の評価を行ってから，問題解決のための介入としてこの情報を伝えることになるでしょう．乳腺炎の病態生理などは第1章（p.2）を参照してください．

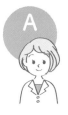

A　体がしんどいときでも楽な授乳姿勢をとれると安心ですね．まず，図 2-6 を見てください．

　左側の授乳法が，従来からの一般的な授乳法です．これから説明したいのが，右側の授乳法です．これは赤ちゃんの能力を活かす授乳法で，定まった日本語はまだないので英語のままリクライニング法，または LAID-BACK（レイドバック）法と呼ばれています．

　従来の授乳法との一番の大きな違いは，**重力**が授乳中の赤ちゃんを母親から**引き離す方向**に働くか，母親に**引きつける方向**に働くかにあります．

　また，赤ちゃんの体に生まれながらに備わっていて授乳に役立つ動き（原始反射）を起こすスイッチを入れやすいのがリクライニング法です．母子がくっついている状態で，唇や顎に何かがあたれば赤ちゃんはそちらのほうを向いたり

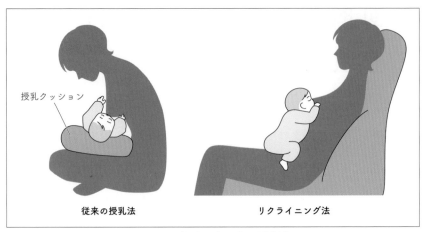

授乳クッション

従来の授乳法　　　　　　　　リクライニング法

図 2-6　授乳が楽になる授乳法

口を開いたりして触れたものを探します（探索反射）し，口に乳首が入れば吸
啜します（吸啜反射）．多くの原始反射が次々と連鎖していきます．

　動物と比べると失礼に感じられるかもしれませんが，リクライニング法で授
乳するときの赤ちゃんは，犬や猫の乳児の赤ちゃんのように動きます．

　母子がくっついていると，赤ちゃんはこのような動きを何度も経験しながら，
作られた母乳の多くを口に入れることを学んでいきます．このような姿勢での
授乳は痛みが少なく，また母乳の流れを邪魔しないので乳腺炎の治療にも役立
ちます．硬めの敷き布団や硬めのベッドの上で大きいビーズクッションや毛布
を使ってリラックスできる姿勢で座ると，リクライニング法での授乳がしやす
いです．ソファなどでは転落の心配があるので，特に乳腺炎で熱の高いときに
はこの方法はお勧めできません．

　赤ちゃんが呼吸できているか気になりますか？　それも大切な観察ポイント
ですね．あなたのおっぱいに赤ちゃんの下顎がしっかりくっついていて，鼻は
離れているのを確認します．赤ちゃんの胴体（肩からお尻辺り全体）をあなた
の胴体のほうに引き寄せると，赤ちゃんがやや上を向く姿勢になって自由に呼
吸できます．頭を引き寄せると，赤ちゃんが嫌がるばかりでなくて，赤ちゃん
が顎を引いて呼吸がしにくくなります．新生児においては，苦しさを赤ちゃん
が示すことが少ないので指や唇の色を小まめに観察します．

赤ちゃんの姿勢を変えないまま，呼吸がしやすいようにと鼻の付近のおっぱいを指で押さえすぎると，かえって乳腺炎を悪化させることがあります．

　赤ちゃんの人中に乳首があるような位置関係だと，母乳を飲もうとする赤ちゃんの能力が最も発揮されやすいです．

　ベッドも柔らかく，いつもソファで授乳していてリクライニング法を行うのが難しいときは，硬めの敷き布団での添え乳も1つの選択肢になります．（添え乳を安全に行う方法については，p.218を参照．）

　それと，赤ちゃんが欲しがるタイミングだとより深くくわえることができます．最初は欲しいタイミングに気付くのは難しいこともあります．ですが，例えば赤ちゃんが手を舐めていたりこの声を出していたりするときには授乳をする，とお母さんが決めて行動していれば，母乳が欲しくなったときに赤ちゃん自身がそのようなサインを出して知らせていることに気付けるようになります．授乳姿勢に加えて，このようにタイミングも工夫できるとより楽に授乳できるようになりますよ．

解　説

　乳腺炎は，助産師によるいわゆる乳房マッサージがなくても，適切なタイミングで，効果的な姿勢と吸着で授乳ができて，授乳する女性が自己マッサージでリンパのうっ滞を解除できると，治癒を早めることができます．これまでの質問（p.56，64，69，74）でお示しした乳頭の白斑，母乳の増量，授乳間隔の延長のいずれに関しても，このリクライニング法は応用できます．

　母乳を飲む行動は純粋な本能行動ではありません．

　赤ちゃんは産まれてすぐに多くの原始反射を示すのはご存じの通りです．ですが，原始反射は必ずしも赤ちゃんにとって助かるものばかりではありません．例えば赤ちゃんが何かしようとしても，Moro反射が出れば上腕や手を思い通りに使うことが困難になります．赤ちゃんの成長に伴い，反射運動が減って自分が母乳が欲しいときに飲める随意行動に変わっていきます．そのために必要となる多くの試行錯誤や練習は，生まれたその瞬間から始まっています．

　スウェーデンの医師Righardらが The Lancet で発表した論文[13]では，産後すぐにセミファーラー位になった母親の胸から腹の上に，手足を曲げた腹臥位の姿勢で新生児を置くと，新生児は50分以内に乳首に吸着するというデー

タが示されています.

　Colson は著書"Biological Nurturing"で, 母乳を飲もうとする新生児の安全と育児する女性の快適さを守るための提案を, 母子の細かな観察データをもとに示しています[3]. 母乳か人工乳か, 飲むか飲まないかではなくて, どのように子どもを養育していくかという視点に基づいて解説されています. Righard らの研究[13]では平均 50 分で新生児が自発的に乳頭に吸着して授乳できたとの記載がありますが, "Biological Nurturing"にはあえて乳首から遠くに新生児をのせずに, 新生児の鼻が乳首の近くになるような位置にのせるとさらに短時間で初回授乳できるという記載もあります.

　このような出産直後の母子の触れ合いについて, 日本ではどのように取り扱われているのでしょうか.

　「産婦人科診療ガイドライン―産科編 2020」では出産直後の母子の扱いについて, 「CQ801　出生直後の新生児呼吸循環管理・蘇生については?」の中で, 「早期母子接触は, 『早期母子接触の留意点』を遵守し, 十分な説明の上で同意を得て実施する(エビデンスレベル B)」と記載されています[14].

　この「早期母子接触の留意点」は日本周産期・新生児医学会ホームページに掲載されています[15]. 留意点にはリスクのみならず, 母子の心身の健康に欠かせない早期母子接触の利点も記されています.

　多くの施設では早期母子接触を実施したときの問題点を意識したケアが行われています. 一方で, 早期母子接触を実施したときの利点, あるいは実施しなかったときに起きる問題も軽視できないと考えられます. 産後の女性と産まれたばかりの乳児がいつも楽に一緒にいられるケアを提供できれば, 退院後の生活はもっと苦労が少なくなります.

　"Biological Nurturing"には, 赤ちゃんが産まれてすぐから哺乳行動を始められた場合は, 授乳の問題が起きにくくなると記されています. 以前は, 改訂前の「10 のステップ」に準じて産後 30 分以内の直接授乳にこだわった結果, 参加スタッフが赤ちゃんの口に母親の乳首を押し込もうとその頭を押しつけることもあり得ました. ですが, この体験は赤ちゃんに授乳への嫌悪感を引き起こしていることがありました. そこで改訂後の「10 のステップ」では, においを嗅いだり触ったりすることが重要であることが伝わるように, 次のような記載に変更されました. 実際に授乳できたかどうかではなく, 母乳育児を開始

できる**環境**を整えることを重視しているのです.

> **改訂前**：産後 30 分以内に母乳育児が開始できるよう，母親を援助し
> ましょう.
> **改訂後**：出産直後からのさえぎられることのない肌と肌との触れ合い
> （早期母子接触）ができるように，出産後できるだけ早く母
> 乳育児を開始できるように母親を支援する.

　COVID-19 の流行で，多くの産院では産後の母子分離がとても増えました.
未知の感染症に対する対策は大切です. それと同様に，退院してからの赤ちゃ
んとの生活での苦労を減らせるように，周産期施設にこそできる介入にも目を
留めていくことは，COVID-19 の流行が落ち着いてきた現在の産褥ケアの大き
な目標のひとつと考えられます.

　　出産直後から母子同室はしていたけれども，特に母乳育児に対するケアを受け
　ていなかった親子も筆者の母乳外来を受診します. また，母子別室でいわゆる乳
　房マッサージの手技を受けて，授乳室で授乳枕を使った授乳姿勢をしっかり習っ
　た母子も受診されます. 授乳の問題を解決しやすいのは，スタッフから手厚いケ
　アは受けていなくても，母子同室でずっとくっついていられた母子のほうである，
　というのが筆者の印象です.

　授乳姿勢や産後の母子の触れ合いに関しては，Colson や Smillie の研究に関
するリンクを記載した**筆者のブログ記事もご参照ください**[16, 17].

6 楽な授乳はどんな姿勢？

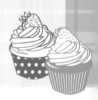

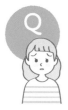

Q 　授乳が痛いときには赤ちゃんに乳首を深くくわえさせたほうがよいと言われましたが，難しいです．どうしたら深くくわえさせられますか？　赤ちゃんの頭を引き寄せると，赤ちゃんがいやがってのけぞることがあって可哀想に思うのです．それに，赤ちゃんの頭を引き寄せても授乳のときの痛みは変わらないですし……．

どんな人からの質問？

　産後早い時期が多いですが，赤ちゃんの栄養が母乳だけか混合かにかかわらず，あらゆる時期に起き得る問題です．赤ちゃん自身は健康なことが多いですが，痛い期間が延びると赤ちゃんの体重増加スピードが緩徐になっている症例も出てきます．

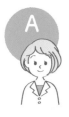

A 　（p.56 の解説にある，痛みの原因の有無をまず視触診などで確認したうえで，以下のように回答すると母親は安心しやすいです．）

　まず，赤ちゃんにもあなたの乳首にも，痛みの原因となるような病気や傷は見当たらないようですから，安心してくださいね．

　母乳は飛び出した乳首の部分だけから出ているのではありません．周りの色のついた部分と乳首を合わせた部分（乳頭乳輪体）をくわえられると，その奥にある乳腺組織から母乳が飲みとられる仕組みになっています．

　その部分を深くくわえるために参考になることをお伝えしたいので，まずは，**赤ちゃんが**どのように飲んでいるか観察させてもらってもよいですか？

　（時間がないときや赤ちゃんが同伴していないときは，人形を使ってその女性がいつもどのように授乳しているかの位置関係のイメージを伝えてもらった

うえで情報提供することもできます．助産師さんと連携できる場合は，医師はアセスメントだけして適切な授乳姿勢の情報提供は助産師さんに依頼してもよいでしょう．）

あなたは赤ちゃんを大切に抱っこしていて，赤ちゃんはリラックスしておっぱいを飲んでいますね．さらに授乳が痛くなくなるように，少し姿勢を工夫してみてもいいですか？

（ここはまずは赤ちゃんを触らずに，赤ちゃん人形とおっぱい模型で姿勢のコツを伝えると，思いのほかよく伝わります．）

赤ちゃんに**飲みたい気持ち**があるタイミングで，体が捻れていない姿勢で，赤ちゃんの鼻と唇の間の溝の部分（人中）と乳首とが近づいているのがポイントです．そのうえで赤ちゃんとご自身の体が密着するように，赤ちゃんの**胴体全体**を引き寄せて抱いてみることはできますか？

そうです，そうです．お二人の間の隙間が減りましたね．赤ちゃんも，自分で深くくわえられましたね．

次に，授乳しているその姿勢のままで 2〜3 cm ほど赤ちゃんの全身を左右に動かしてみて，くわえられた乳首が一番痛くなくなるところを見つけてください．そこですね．では次は，2〜3 cm ほど赤ちゃん全体を上下に動かしてみてください．一番痛くないところはどこですか？　毎回の授乳でそうやって一番痛くない姿勢を工夫するうちに，楽な授乳に辿り着くことが多いです．

（工夫することで女性が痛くない姿勢を見つけられたら，次のように説明します．）

その姿勢だと赤ちゃんの上唇のほうの乳輪がよく見えるのがわかりますか？こうしてできる吸着は非対称ラッチ（図 2-7）といって，赤ちゃんの上唇のほうにおっぱいの色の濃い部分がよりたくさん見える姿勢がとりやすく，授乳の痛みも少なくなります．

授乳の姿勢と，吸着のタイミングを変えるとたいていの授乳の痛みは取れます．産まれてすぐでは 1〜2 日で問題解決できることが多いです．生まれて半年くらい経つと，新しい姿勢に慣れて痛みが取れるまでに 1 週間から 1ヵ月かかる親子もいます．痛いな，と思ったらその都度痛くない姿勢を探していくようにしましょう．頭を引き寄せられると不快に感じる赤ちゃんは多いので，引き寄せるときは体全体を引き寄せるようにしましょう．そのほうが，赤ちゃん

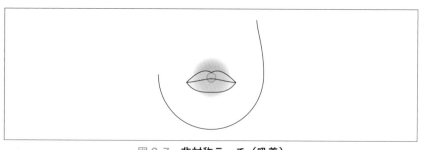

図 2-7　非対称ラッチ（吸着）

母親から見たときに上唇側の乳輪が見える状態だと，より痛みが少なく，母乳もたくさん飲みとれる．母親からは見えにくいが，唇は乳輪の端より外のほうにある状態になっている．口腔内の下半分は赤ちゃんの舌が大半を占めているため，このような非対称なくわえ方が望ましい．赤ちゃんがこのように乳頭乳輪体をくわえやすいようにするには，赤ちゃんの鼻から人中に乳首の先があるような位置で抱くことが有効である．

が無理のあるくわえ方をしないので痛みも取れやすいです．

> **解　説**

　医師や助産師からの情報提供は，女性のその後の自己効力感にも大きく影響していきます．

　支援者がまったくもって善意から「授乳が痛いのですね．痛いのであればムリせずミルクにしてもよいのですよ．うちの子もそうですが，ミルクでも子どもは元気に育ちますよ」と解答することは珍しくありません．ですがその結果，痛みを解決して母乳をあげ続けようとした自分の意志そのものを否定されたと感じて悲しくなり，母乳外来を転々とすることになる女性も少なくありません．その女性は単に，問題を少なくして母乳育児を続けたいと思っただけなのです．

　楽な授乳姿勢については，図 2-8 の他，図 2-1〈p.58〉も参照してください．痛みが出にくい姿勢と出やすい姿勢がどのように異なるのか，見比べてみてください．また，医学的な根拠に基づいた授乳姿勢に関しては，文献 18)も参照してください．

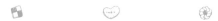

　Amy Brown による "Why Breastfeeding Grief and Trauma Matter" [19] には，次に示すように，授乳できないと決めつけられるのは本来備わっているは

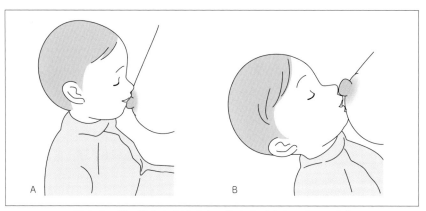

図 2-8　痛い抱き方と痛くない抱き方（赤ちゃんの口元）

A：痛みが出やすい位置関係．赤ちゃんの体は捻れていて，頭だけが引き寄せられている．
B：痛みの出にくい位置関係．赤ちゃんの人中から鼻の位置に乳首がある，赤ちゃんと目を合わせようとすれば目が合わせられる．

ずの身体機能が使えないと決めつけられることと同等である，と記されています．（1章：Why does breastfeeding matter so much to women?〈p.16〉より筆者意訳．）

例えば急に難聴になった人が検査も受けず，診断もつかないうちに「耳が聞こえなくて残念ですが補聴器がありますからね」と言われることはない．一方で母乳育児に困って相談すると，まず母乳をあげる機能が欠損しているかどうかについての検査も評価を受ける機会もないうちに「母乳でなくてもミルクでいいですよ」と言われる人がいる．

　母乳がまったく出ない女性はかなり少ないです．医師など保健医療の専門家が，育児している女性の困りごとの原因を診断できれば，適切な授乳姿勢や吸着に対する介入方法がわかることにつながります．女性も，自分を大切に扱ってくれたと感じることができます．授乳の困りごとの多くは，授乳姿勢と吸着の工夫で改善しているのです．

7 楽な授乳方法を動画で見たいです

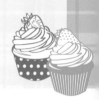

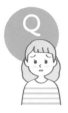

Q 痛みのない楽な授乳方法がわかる動画があれば，見たいです．

どんな人からの質問？

　この質問は授乳中の人やこれから出産する人，その家族のどなたからでも受ける可能性のある質問として取り上げます．医師や産院のスタッフに母乳育児のことを尋ねてはいけないと，漠然と感じている女性は少なくありません．妊娠中の母親学級などで，あらかじめ楽な授乳についての動画を見ておくと産後の生活で必ず役に立ちます．

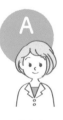

A 　具体的なイメージを掴むために授乳についての動画を見たいとご希望されているのですね．授乳の問題解決の方法をあらかじめ知ろうとしていて素晴らしいです．JALC のサイトで紹介されているものが，日本語訳ナレーションもあって使い勝手がよいと思います．こちらの QR コードからもご覧になれますよ．

・「赤ちゃんがおっぱいに吸い付くには Attaching Your Baby at the Breast」
・「母乳をあげる時の抱き方 Positions for breastfeeding」

「授乳の姿勢」と日本語で検索すると（例えば，いわゆる「横抱き」，「縦抱き」，「フットボール抱き」と呼ばれるような，赤ちゃんの頭をおっぱいに押しつけてしまいやすい授乳姿勢など）参考にしても問題解決につながりにくい結果に辿り着くことが少なくありません．

グローバル・ヘルス・メディアの動画は，科学的根拠に基づく適切な情報を提供しています．さらに，JALC で内容を確認して，日本語訳に翻訳しています．2024 年 3 月の時点で，日本語でアップロードされているのは以下の 7 点です[20]．

- 「乳首が痛いときの対処法 What To Do About Nipple Pain」
- 「おっぱいが痛いときの対処法 What To Do About Breast Pain」
- 「小さな赤ちゃんのためのカップ授乳 Cup Feeding Your Small Baby」
- 「母乳を安全に保存するために Storing Breastmilk Safely」
- 「赤ちゃんがおっぱいに吸い付くには Attaching Your Baby at the Breast」
- 「母乳をあげる時の抱き方 Positions for Breastfeeding」
- 「直接授乳観察用紙の使い方―支援者のために Helping a Breastfeeding Mother, for health workers」

これらの動画では，うまくいっている例も問題を抱えている例も，わかりやすく示されています．筆者は授乳しているときにビデオを撮らせてくれた女性と赤ちゃんに感謝しながら，実際に母乳外来を受診した女性に紹介しています．

さらに医師や周産期スタッフが学べるものとして，ゲデスプロダクション（https://www.geddesproduction.com/）のオンラインショップで買える Colson や Smillie による DVD なども役に立つことでしょう[4]．ここで購入できる DVD の中にも，日本語訳がついているものがあります．これらの DVD からは，授乳に必要な知識を得るばかりでなくて，赤ちゃんがいかに表情豊かで，哺乳行動に意志をもって挑戦しているかに気付くこともできます．

新生児が必死に生きようと哺乳行動をしている姿を見つめて「生まれたばかりなのに，この子はすごい！」とお産後すぐの女性が見入っているのを，筆者は何度も目の当たりにしてきました．また母乳外来などでも，授乳の姿勢がうまくいかず赤ちゃんの吸着も浅くて問題を抱えた女性たちが，このような赤ちゃんの動き方を知ることで，ご自身にできることに気付いて表情が緩むのを見続けてきました．母と子という一組が踏み出す一歩が少しでも苦痛のないものにするために，授乳がうまくいくことは女性たちの大きな力になります．

8 授乳姿勢と吸着でどんな 問題が解決しますか？

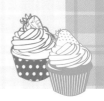

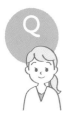

Q

　乳首に白斑（milk blister）ができて授乳が痛い患者さんに対して、他の助産師さんの見よう見まねで授乳姿勢のアドバイスをしてみましたが、私の対応では痛みが取れませんでした．授乳している女性は、私から見たらもともとうまく授乳しているように思いました．適切な授乳姿勢や吸着の支援について教えてください．

　また、授乳姿勢の工夫で、その他にどんな問題が解決できるのかも知りたいです．

どんな人からの質問？

　新卒で最近採用された助産師や、人手不足などで最近になって授乳のケアに関わり始めた看護師からの、お産後の女性のケアについての質問です．（おそらく現実の世界では医師に向けてこの質問することはまずないでしょう．質問しないのは、看護スタッフの認識の根底に「医師が多忙そう」、「母乳育児支援には関係ない人」という考えが横たわっているからだと思われます．）

　この質問は、総論の代わりの質問です．

A

　授乳の痛みに悩む女性のケアをしても症状が改善していなかったため、白斑に授乳姿勢は関係なかったのではないかと思って質問なさったのですね．自分のケアを振りかえることは、ケアの内容を充実させるために大切な作業ですね．

　改めて授乳の仕組みを見直して、その白斑に悩む女性が本当に問題のない授乳をしていたのかどうかを再度アセスメントしてみましょう．インターネットや雑誌の授乳姿勢に関するページで使われている写真でも、写っている赤ちゃんの吸着（ラッチオン、アタッチメント）が浅くなり、不適切な

様子を示していることは少なくありません．問題を見抜くアセスメントができることをまず目指しましょう．

授乳の仕組みにおいて，オキシトシンは多くの働きをします．母乳を出すために働くオキシトシンは母子のリラックスにも関わります．オキシトシンの作用で作られた乳汁が乳房の外に出ます．赤ちゃんが適切に飲みとることができれば痛みがなく，授乳する女性もリラックスできます．リラックスできるとオキシトシンが出やすくなります．さらに，オキシトシンの作用により，眠くなるくらいまでリラックスできる人も多くいます．楽におっぱいに吸着できるように抱いてもらえると赤ちゃんもたくさん母乳が飲めますし，母乳を飲む行動によって赤ちゃんの体内でもオキシトシンが出ることも知られています．また，赤ちゃんはオキシトシンの作用で学習能力や好奇心が向上すると考えられています[21]．

適切な吸着ができると授乳している女性も痛みを感じにくいです．また，楽な授乳行動はオキシトシンの作用にも後押しされて母子の愛着形成にもつながります．

授乳行動やオキシトシン分泌に関わる問題のすべてをまとめて短時間でアセスメントするための WHO/UNICEF の「直接授乳観察用紙」（表2-2〈p.72〉参照）は，22個の観察項目から構成されています．これを活用するとよいでしょう．（乳首の形は授乳に大きな影響は与えないため，この観察用紙の中での重要性は低いです．）

22項目のうち授乳する女性についての観察ポイントは6個，赤ちゃん側の観察ポイントは11個．哺乳状態の観察ポイントは4個あります．つまり，赤ちゃんの評価が中心になっているといえます．

評価方法はグローバル・ヘルス・メディアの動画[20]でも詳しく解説されています．

授乳中の女性の乳首に白斑ができるときには，表2-3〜5に示しているような，赤ちゃんや授乳する女性を緊張させる条件がいくつも揃っていることが多いです．特に表2-3〜5内の太字の部分は，つらそうな授乳の様子としてよくみかけます．

表2-3 **姿勢および吸着の改善のための着眼点**

母の姿勢	赤ちゃんの吸着	腺房腔－乳管のイメージ
・問題がない状態.	・問題がない状態.	①問題がない状態.
・母子の体の間に隙間がある. ・**授乳枕に赤ちゃんをのせて母親が覆いかぶさる姿勢で授乳.**	・赤ちゃんは乳頭の先をかじるようにくわえている. ・**下顎が乳房に触れていない.** ・赤ちゃんの頭が前屈気味.	②乳管口近くが圧迫されている状態.
・**授乳枕に赤ちゃんをのせて母親が覆いかぶさる姿勢で授乳.** ・または添え乳で母子の体が離れている状態.	・乳頭乳輪体ではなく乳頭だけをくわえている. ・**赤ちゃんは母親から頭を押しつけられている.** ・**下顎が乳房に触れていない.**	③全体に乳管が引き延ばされている状態.
・**授乳枕に赤ちゃんをのせて母親が覆いかぶさる姿勢で授乳.** ・または添え乳で母子の体が離れている状態. ・**赤ちゃんの頭だけを引き寄せている.**	・乳頭だけをくわえている. ・**赤ちゃんの体が捻れている.**	④乳管が捻れている状態.
・横抱きで母子の体が離れている. ・赤ちゃんを抱く位置が適切ではなく, 赤ちゃんの口が乳首から遠くなっている. ・**赤ちゃんの頭を押しつけている.**	・**赤ちゃんはかなり下顎を引き気味の姿勢.**	⑤乳管が折れ曲がっている状態.
・上記のどれかの理由も加わり乳管が狭窄して乳腺腺房腔に乳汁が充満している状態.	・吸着する場所に加えて吸着のタイミングや吸着方法について上記のどれかの問題を1つ以上もつ.	⑥何らかの理由で乳管内腔が狭窄している状態. 乳腺腺房腔が拡張している.

乳管

乳腺腺房腔

乳管開口部

表 2-4　リラックスできているのはどんなとき？

	リラックスできる状態	緊張する状態
母	・セミファーラー位，側臥位の状態． ・座位のときは背もたれがある． ・足や腰や腕がグラグラしない． ・口渇や空腹がない． ・痛い場所がない． ・快適な室温である． ・自己肯定感が保てている． ・家族との程よい距離感． ・赤ちゃんをかわいいと思える．	・**猫背で赤ちゃんに覆いかぶさっている．** ・**足や首がグラグラする，手首が折れ曲がっている．** ・疲れている，家族と揉めている． ・暑い，寒い，空腹，口渇などの状態にある． ・自己肯定感が乏しい． ・赤ちゃんがしつこく泣く． ・人に評価されているように感じる．
赤ちゃん	・安定した呼吸のできる姿勢． ・顎を少しあげた姿勢． ・耳ー肩ー腰がゆるく一直線である． ・乳頭乳輪体をくわえた非対称吸着． ・Moro 反射などが出にくい状態． ・頭などを自分の意思通りに動かせる．	・**顎を強く引いた姿勢．** ・**耳ー肩ー腰が捻れている．** ・Moro 反射などで自由に動けない． ・乳首の先だけをくわえた浅い吸着である． ・乳頭混乱が起きている． ・見知らぬ人が出入りする． ・大声で泣くまで対応してもらえない．

表 2-5　母乳が出やすいのはどんなとき？

	母乳の出やすい条件	母乳の出にくい条件
母	・産後すぐから赤ちゃんが欲しがるときに授乳している． ・赤ちゃんが欲しがる間の授乳をしている． ・痛くない授乳をしている． ・楽な姿勢である． ・心身ともにリラックスしている． ・疲れていない． ・自己肯定感がある．	・時間を制限した授乳（例：3 時間ごとに左右 5 分ずつなど）をしている． ・疲れている． ・食事や水分が極度に少ない． ・水分をとり過ぎている． ・緊張している． ・痛い場所がある． ・浅い吸着になる授乳姿勢． ・自己肯定感が乏しい．
赤ちゃん	・深く吸着できている，口腔内は陰圧である． ・欲しいときにすぐに哺乳できる． ・母親からいつも同じ反応をもらえる． ・耳ー肩ー腰がゆるく一直線である． ・Moro 反射が出にくい状態． ・吸啜反射などが起きやすい位置にいる． ・オキシトシンが出ると授乳行動を学習しやすい	・乳首の先だけをくわえた浅い吸着である． ・寝がちである． ・大声で泣いてからようやく哺乳が始まる． ・乳頭混乱が起きている． ・人工乳の補足量が多すぎる． ・**耳ー肩ー腰が捻れている．** ・Moro 反射などで自由に動けない． ・探索反射や吸啜反射を起こしようがない位置にいる．

ここでまず頭の中で整理しておいてほしいのは，白斑ができたときや乳腺炎のとき，母乳の量が増えないときには，乳管が引き延ばされていたり，捻れていたり，折れていたりしていて，作られた母乳がスムーズに流れ出していないかもしれない，ということです．直接授乳観察用紙はそれらに効率よく気付くために役立ちます．

　前述のように，インターネット上の楽な授乳姿勢の記事において使われる写真には，直接授乳観察用紙で「困難のありそうなサイン」を多く認めるものがあります．

　そういう授乳をしていると，乳管や乳腺腺房腔の形態が表 2-3 で示した②〜⑥のいずれかになっているものです．

　グローバル・ヘルス・メディアの動画は，うまく飲めない姿勢に対してはうまく飲めない状態であることの解説がされていて，わかりやすいです．

　実際に評価するときには，思い込みでうまくいっていると評価してしまわないためにも，ただ観察するだけでなくて痛いところがないか，つらいところがないかを授乳している女性に尋ねてみることも役に立ちます．

解　説

　「授乳姿勢の介入をしても何も変わりませんでした」と多くの支援者（主に助産師さん）がおっしゃいます．

　確かに，筆者の担当した症例でも，途方に暮れるほど痛みのとれない人，白斑の治らない人がたまにいらっしゃいます．上記のような反応をする支援者さんは，授乳姿勢を改善してみよう！と思って最初に担当した患者さんが，運悪くそういう難治性の人だったかもしれません．ですが，回答の中にも示したように，母性看護などの教科書や，インターネットでの検索結果にお手本として示されている「望ましい授乳姿勢」の写真や図そのものが，困ったことに「うーん……それでは痛みは取れないのに……」というものであることが珍しくありません．

　そこで，直接授乳観察用紙の出番です．母親や赤ちゃんのどこを観察したらよいのかが細かく書かれているからです．介入の前後で，目の前で困っている女性に「楽になりましたか？　余計に痛くなりましたか？　変わらないですか？」と，細かく尋ねていくことから学べることも多くあります．

中にはよく母乳が出て，カチカチだった乳房がやわらかくなったとしても，哺乳がうまくできない赤ちゃんはいます．

哺乳瓶はシリコンなどの乳首を噛むと乳汁が出てきますが，おっぱいを噛むように飲んでも，乳汁はうまく出てきません．おっぱいから飲むときには，乳頭乳輪体に赤ちゃんの唇が密着して**口腔内が陰圧**になることが必要です．口を開けると乳汁が陰圧になった口に向かって流れ込むようになっているのです．そのため口腔内の陰圧が保てる授乳姿勢や吸着が必要です．赤ちゃんの口腔内の陰圧が保てなくなる要因として，吸着の深さの他に，口蓋や舌，歯肉，下顎の形態などや，まれですが神経系の問題などがあります．そこで可能な限り，実際に授乳しているところを評価して，改善点をみつけていきます．改善点がみつかってからも，痛みやトラブルのない授乳ができるようになるにはしばらくは継続的な練習が必要な親子も珍しくありません．

支援者の「これが良い授乳！」という思い込みが誤っているために，母と子とが楽な授乳に辿り着くのを妨げることは避けたいものです．

授乳姿勢の工夫で改善する問題を知りたいという質問に対する答えは，この章の最初のほうで示した，次のような問題になります．

1：白斑ができて痛い！ ⇨ p.56
2：授乳の痛みは仕方ないの？ ⇨ p.64
3：授乳回数を減らすコツは？ ⇨ p.69
4：おっぱいがカチカチになってしまう ⇨ p.74
5：乳腺炎を早く治すための授乳姿勢は？ ⇨ p.77

つまり，授乳に関する問題の多くが，授乳姿勢と吸着の問題を洗い出すことで大幅に軽減すると考えられます．

これから少子化が進んでいけば，「産科病棟では，それだけの人数のスタッフが分娩に必要ですか？」という質問が多くの経営者の口から出てくる未来が想像できます．二交代勤務で，夜勤には助産師1人を含む2人以上のスタッフが担当する場合，最低7人の看護スタッフが必要になります．働き方改革により，医師もまた複数名必要になります．分娩の数が減ったとしても最低限必要な看護スタッフ・医師の数を減らすのは困難です．職員の数を減らすような議

論に導かれないためには，これからはお産がないときの産科病棟での必須の仕事に気付いて文書化していくことも必要だと思われます．

　産後ケアなどでも必要な，母乳育児支援などの仕事を重視することもまた，今後の少子化の時代でも安全に分娩を扱い，今以上に産後うつも防いでいくためのケア体制のパラダイムシフトのひとつではないでしょうか．

　このパラダイムシフトは，お産した女性と産まれた赤ちゃんが楽で幸せを感じやすい生活を始めるためのケアを産科病棟の業務とするかどうか？という視点であるのかもしれません．筆者のようにIBCLCの視点から見ると，赤ちゃんを養育する技能を習得するための支援は悩むまでもなくすべての女性に必要ですし，産んだ女性の人権，生まれた赤ちゃんの人権を守るためにも不可欠なケアのひとつです．

　分娩後の退院が分娩当日か翌日である米国などの国では，退院後は保健医療従事者による家庭訪問があって，赤ちゃんの黄疸や母親の産後の回復を確認するような仕組みになっているそうです．IBCLCの家庭訪問（友人から聞いた話ですが，国によっては1時間1〜2万円のコストだとか）も利用して授乳トラブルの対策をして母乳育児率を増やすことは，国家レベルでの目標となっています．

　安全であるだけでなく幸せにつながる分娩をして，母子が幸せを感じながら産後の生活を過ごせるよう，保健医療従事者にできることの中には，あらかじめ予想される困りごとを減らすことも含まれると考えられます．

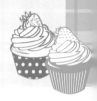

9

［授乳を楽にするパラダイムシフトのために］

授乳姿勢や吸着に関する
参考文献は？

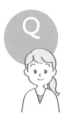

Q　授乳姿勢や吸着に関する参考文献を教えてください．

どんな人からの質問？

　　Q8 と同様です．この質問は，Q8（p.89）に続き，総論の代わりの質問としてとらえてください．

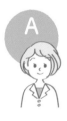

A　　　最近は，授乳に関する日本語の教科書も増えてきました．日本は世界の中では母乳をあげている女性の割合は高い国ですが，授乳姿勢の支援に関してはまだ英語圏の情報を多く利用している状況です．
　　日本語文献では以下のものが特に参考になるでしょう．

- 水野克己，小林紀子：母乳育児支援講座　改訂 2 版．pp.184-198．南山堂，2017.
- BFHI 2009 翻訳編集委員会：UNICEF/WHO　赤ちゃんとお母さんにやさしい母乳育児支援ガイド　ベーシック・コース．pp.143-168．医学書院，2009.
- 水野克己：よくわかる母乳育児　改訂 3 版．pp.61-70．へるす出版，2023.
- NPO 法人ラ・レーチェ・リーグ日本：乳房や乳首の痛み．〈https://llljapan.org/pain/〉

96　第 2 章　授乳姿勢

英語文献では，次のものが参考になるでしょう．

- Lawrence RA, Lawrence RM: Breastfeeding: A Guide for the Medical Profession. 9th Edition. Elsevier, 2021.
- Genna CW: Supporting Sucking Skills in Breastfeeding Infants. 4th edition. Jones & Bartlett Learning, 2022.
- Walker M: Breastfeeding Management for the Clinician: Using the Evidence. 5th edition. Jones & Bartlett Learning, 2021.
- Upstone S, Butler K: Positioning & Attachment: and how improving it can help you solve common breastfeeding problems. La Leche League GB, 2014.
- Brown A, Jones W: A guide to Supporting Breastfeeding for the Medical Profession. Routledge, 2019.
- Wambach K, Spencer B: Breastfeeding and Human Lactation. 6th edition. Jones & Bartlett Learning, 2021.
- Colson S: Biological Nurturing: Instinctual Breastfeeding. 2nd edition. Pinter & Martin, 2019.
- Lactation Education Accreditation and Approval Review Committee: Core Curriculum for Interdisciplinary Lactation Care. Second Edition. Jones & Bartlett Learning, 2022.

解説

　筆者が IBCLC になった 2006 年には，「母乳育児支援ガイド　ベーシック・コース」はまだ出版されていませんでした．ラ・レーチェ・リーグ・インターナショナルの「だれでもできる母乳育児」と，日本母乳の会のテキストの 2 冊（「はじめての母乳育児と心配ごと解決集」，「新母乳育児なんでも Q & A」）だけが筆者の持っていた日本語テキストでした．IBCLC になるための情報はすべて，英語の講座と，JALC の学習会で学びました．

　当時の日本では，赤ちゃんを産んだ人が母乳で育てるのは当たり前のことであって，科学的に探索するものではなかったのかもしれません．

平成17年度（2005年度）乳幼児栄養調査の結果では，1ヵ月健診時におい
て，母乳だけで育つ赤ちゃんが42.4％，人工乳も使いながら母乳も飲む子は
94.9％でした[22]．これが平成27年度（2015年度）乳幼児栄養調査では，1ヵ月
健診時に母乳だけで育つ赤ちゃんが51.3％，人工乳も使いながら母乳も飲む子
は96.5％に増えています[23]．大多数の赤ちゃんが母乳を飲んでいて，その割合
は近年も増えてきたにもかかわらず，科学的根拠に基づいた日本語の教科書が
揃ってきたのはつい最近のことなのです．

　多くの科学的根拠からわかってきたことは，乳児栄養は疫学に基づいて利点
や欠点が語られる公衆衛生的な問題で，ライフスタイルにおける趣味の問題で
はないということです．

　授乳姿勢についても，適切な姿勢ができるならば楽な育児につながりますし
楽ならば長く授乳することが可能になりますから，より母子の健康増進につな
がります．母乳だけで育児する希望をもつ女性に対して，そのための科学的根
拠に基づいた情報を提供することは重要です．

文　献

1) NPO 法人日本ラクテーション・コンサルタント協会：母乳育児支援スタンダード　第 2 版. pp.268-283. 医学書院，2015.

2) The Academy of Breastfeeding Medicine, NPO 法人日本ラクテーション・コンサルタント協会（訳）：ABM プロトコル第 26 号　母乳育児に伴う持続的な痛み. 2016. 〈https://jalc-net.jp/dl/ABM_26_2016.pdf〉（2024 年 3 月アクセス）

3) Colson S：Biological Nurturing：Instinctual Breastfeeding. 2nd Edition. Pinter & Martin, 2019.
　　＊Kindle 版も入手可能.

4) Geddes Productions, LLC: Baby-Led Breastfeeding – The Mother-Baby Dance. 〈https://www.geddesproduction.com/product/baby-led-breastfeeding-the-mother-baby-dance/〉（2024 年 2 月アクセス）

5) The Academy of Breastfeeding Medicine, NPO 法人日本ラクテーション・コンサルタント協会（訳）：ABM プロトコル第 36 号：乳腺炎スペクトラム 2022 改訂版. 2022. 〈https://jalc-net.jp/dl/ABM_36_2022.pdf〉（2022 年 3 月アクセス）

6) 分娩期ケアガイドライン翻訳チーム：WHO 推奨　ポジティブな出産体験のための分娩期ケア. 医学書院，2021.

7) 総務省：情報通信白書令和 5 年版. 〈https://www.soumu.go.jp/johotsusintokei/whitepaper/ja/r05/pdf/index.html〉（2024 年 3 月アクセス）

8) 水野克己，水野紀子：母乳育児支援講座　改訂 2 版. pp.221-237. 南山堂，2017.

9) Global Health Media Project：Helping a Breastfeeding Mother（Japanese）. 〈https://globalhealthmedia.org/videos/helping-a-breastfeeding-mother-japanese/〉（2024 年 3 月アクセス）

10) NPO 法人日本ラクテーション・コンサルタント協会：IBCLC を探す. 〈https://jalc-net.jp/ibclc_search.html〉（2024 年 3 月アクセス）

11) Cotterman KJ：Reverse pressure softening：a Simple tool to prepare areola for easier latching during engorgement J Hum Lact, 20（2）：227-237，2004.

12) 戸田千：乳首・乳輪を軟らかくする方法（reverse pressure softening 法）. 2014. 〈https://smilehug.exblog.jp/20386403/〉（2024 年 3 月アクセス）

13) Righard L, Alade MO：Effect of delivery room routines on success of first breastfeed. Lancet, 336：1105-1107, 1990.

14) 日本産科婦人科学会／日本産婦人科医会（編集・監修）：産婦人科診療ガイドライン―産科編 2020. p.351. 日本産科婦人科学会，2020.

15) 日本周産期・新生児医学会：「早期母子接触」実施の留意点. 2012. 〈https://www.midwife.or.jp/pdf/h25other/sbsv12_1.pdf〉（2024 年 3 月アクセス）

16) 戸田千：ママの乳房で作られた母乳が，赤ちゃんの口に効果的に入るには？　2012. 〈https://smilehug.exblog.jp/16578368/〉（2024 年 3 月アクセス）

17) 戸田千：LAYLA ちゃんと学ぶ授乳の方法. 痛くないようにするには？　2010. 〈https://smilehug.exblog.jp/11986715/〉（2024 年 3 月アクセス）

筆者のブログの人気者 LAYLA ちゃんのシリーズ.（LAYLA ちゃんは赤ちゃん人形の名前です.

18) 水野克己，水野紀子：母乳育児支援講座　改訂 2 版.　pp.184-198. 南山堂，2017.
19) Amy Brown：Why Breastfeeding Grief and Trauma Matter. Pinter & Martin Publishers, 2019.
20) NPO 法人日本ラクテーション・コンサルタント協会：資料ダウンロード：6. グローバル・ヘルス・メディア・プロジェクトの動画.〈https://jalc-net.jp/dl.html〉（2024 年 3 月アクセス）
21) シャスティン・ウヴネース・モベリ（著），瀬尾智子，谷垣暁美（訳）：オキシトシン—私たちのからだがつくる安らぎの物質.　晶文社，2008.
22) 厚生労働省：平成 17 年度　乳幼児栄養調査結果の概要.〈https://www.mhlw.go.jp/houdou/2006/06/h0629-1.html〉（2024 年 3 月アクセス）
23) 厚生労働省：平成 27 年度　乳幼児栄養調査結果の概要.〈https://www.mhlw.go.jp/stf/seisakunitsuite/bunya/0000134208.html〉（2024 年 3 月アクセス）

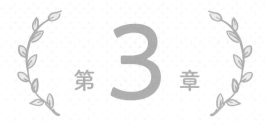

第3章

乳児の栄養不足を考える

〜母乳は受注生産〜

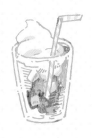

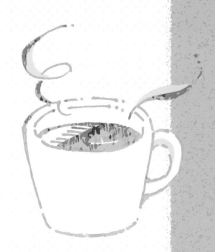

赤ちゃんが泣くのは，母乳が足りないから？

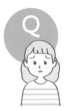

Q 昨日，出産して，現在は母子同室中です．赤ちゃんがおっぱいを飲んでも飲んでも泣くのでずっと抱っこしています．泣き続けるから，じゃあ授乳しようとすると寝てしまいます．母乳が出ていないのでしょうか？

どんな人からの質問？

　　希望で母子同室を選ぶことのできる産院にいる，満期に出産した女性です．赤ちゃんの体重が小さいときや生まれた時期が早いときなど，何かしらの合併症をもつ赤ちゃんでは，この回答は当てはまらないこともあります．ここでは，今のところ**医療介入不要とアセスメントできた母子**への対応とします．

　　産後すぐにこれだけの量の情報を届けても，お産したばかりの女性には伝わりにくいので，この中から，1つか2つを選んで伝えるようにします．産後最初の夜は分娩を取り扱う産婦人科医師や小児科医師以外は経験しない状況ですので，他科の先生は p.104 からの解説だけでもお読みください．

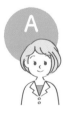

A 昨日はお産で頑張られましたね．気持ちや体調は落ち着いてこられたでしょうか．

　　お産してからまだ時間が経っていませんが，すでに親としてどうすれば赤ちゃんが楽になるかを考えているうちに，母乳が出ていないのではないかと感じて不安になったのですね．

　　実は赤ちゃんを産んだ日や次の日は，母乳が出ているかどうかはあまり大きな問題ではないのです．赤ちゃんにとって，抱っこされていつでも何度でもおっぱいを飲める機会があること自体に，大きな意味があるからです．

　　ある日突然に空気の中に産み出され，赤ちゃんを取り巻く環境は激変しました．この不安そうにしているように見える赤ちゃんも，抱っこされることで肺

や心臓の働きが安定します．お母さんと一緒にいる赤ちゃんは泣きにくく，眠りも深くなることが知られています．羊水のにおいと，お母さんの乳首や乳輪のにおいとに対する赤ちゃんの反応が似ているという研究もあります[1]．

　今は泣いている赤ちゃんもあなたも体の状態に問題はないようなので，このまま赤ちゃんと同じお部屋にいることを続けて大丈夫ですよ．赤ちゃんがひどく泣いてしまう前に授乳していくと，赤ちゃんが泣く回数が減ってきて少し気持ちが楽になる人もいらっしゃいます．安全に気をつけた方法で添い寝すると赤ちゃんは落ち着きやすいです．

　（添い寝については学会や各施設でいろいろ意見がある分野ですが，添い寝ができる環境では母乳育児を長く続ける人が多いことも知られています．添い寝について詳しくは p.218 を参照してください．）

　あなたも赤ちゃんも落ち着きやすい姿勢のひとつとして，ベッドの頭の部分を少し起こして，保温に気をつけてあなたの裸の胸の位置に赤ちゃんをのせるように抱っこしてみるのはいかがでしょうか（図 2-6〈p.78〉参照）．うつ伏せにしていても，赤ちゃんの顔を横に向けておけば呼吸もできるし落ち着きやすいです．あなたも腰や肩，外陰部などが痛くない状態で抱っこできます．さらに赤ちゃんは，気が向いたらおっぱいを飲むことに挑戦してみることもできます．もし，赤ちゃんのお口がおっぱいに辿り着いて初乳を一滴飲みとることができれば，数千個の母親の白血球が赤ちゃんに届きます．赤ちゃんも母乳の飲み方の練習を重ねられます．

　出産当日の赤ちゃんは，まず紙おむつ 1 回分ほどのおしっこが 1 日のうちに出ていればだいたい健康的な状態です．抱っこしてあげているうちに赤ちゃんは，だんだん落ち着いてくることが多いです．

　そうだと聞いてもやはり不安でしたら，ひとまず新生児室で 2〜3 時間赤ちゃんをお預かりすることもできます．赤ちゃんがおっぱいを欲しそうにしていたら，改めてお連れしてもよいですか？

この質問の解決の ために湧く疑問	緑色の文字 が，現在の科学的根拠から 妥当と考えられる回答
ネット検索で得られる情報で 問題は……	解決することが多い　解決することは少ない むしろ悪化するかも　選んだサイトによる
母乳をやめてミルクに代える ことで問題は……	解決することが多い　健康な親子では解決するものではない むしろ悪化するかも
授乳のタイミングは適切か？	適切　時間があきすぎているかも 頻回に授乳しているかも
適切な授乳姿勢を知ることで この悩みは……	解決する　解決することもある 解決することは少ない　むしろ悪化するかも
子どもを小児科に紹介する 必要は？	あり（急ぐ　近いうちに）　なさそうだ　状況による

解　説

　産後の体は子宮の収縮をはじめとした**退行性変化**と，乳房が母乳を作り始める**進行性変化**とが同時に起こっている状態です．その時間をどのように過ごすのが楽であるかは，個人個人で大きな差があるものです．

　過ごし方による楽さ加減に個人差があるとしても，それから始まる母乳の生産量の変化は，その速さに個人差こそあれ，どの人においても産後の数時間・数日の過ごし方に応じた影響を強く受けます．母乳が最初は一滴とか二滴程度しか出ないことも珍しくないですが，それは羊水の中で呼吸の練習をしていた赤ちゃんが多量の母乳を飲んでも誤嚥しないための仕組みのひとつです[2]．

　生まれた直後からルーチンで人工乳を飲ませてきた施設では，赤ちゃんに何もあげないことに不安を感じるスタッフがいるかもしれません．母乳育児支援における科学的根拠による標準的なケアを記した「10のステップ」でも引用されている ABM の臨床指針においては，産後すぐに満期で生まれた健康な子どもに対しては，母親がいつでも抱っこできて赤ちゃんが欲しがるたびに授乳できるならば，「健康な新生児は生後24〜48時間，十分な母乳が飲めていないという理由では補足を必要としない」と書かれています[3]．体重の小さい子や大きい子，母親が糖尿病である，週数が若いなどの問題がある赤ちゃんでは，また特別な配慮を要することもあります．そのため，補足の決め方は異なってきます．

出産後すぐからルーチンで赤ちゃんに人工乳を飲ませることが，母乳育児を希望している女性の退院後の生活にさまざまな苦労を与えかねないことは，まだあまり知られていません．さまざまな苦労とは，母乳が出始めるのを妨げやすいこと，母乳の出る量が増えにくくなること，子どもが母乳を飲む行動を学習する機会が減ることなどです．さらに，「あなたの体はあなたの赤ちゃんを養えない」という無言のメッセージになることもあります．それは赤ちゃんと出会ったばかりの傷つきやすい女性が，自己効力感を失うメッセージでもあります．

　赤ちゃんを産んだ女性と産まれた赤ちゃんがいつでも触れ合えるようにして，赤ちゃんが母乳を飲みたそうなサインを出すたびにおっぱいをくわえることができれば，さらに作られる母乳の量と出る母乳の量とが適切に増えていく仕組みが女性の体には備わっています．

　また，産後早期から人工乳という異種タンパクを摂取させる産院での介入が子どものアレルギーの原因になる可能性も示唆されてきています[4]．人工乳の使用には母親の同意と，医学的な適応が欠かせません．人工乳は**健康増進法**などによる法的な規制のもとで母乳に入っている成分だけを入れるように定められており，細心の注意を払って製造されています．ただ，人工乳の取り扱い説明書は，医療用医薬品の添付文書ほど厳密に法的に管理されたものではありません．もしルーチンで人工乳を扱う場合の病棟のマニュアルが，人工乳メーカーの作成した取り扱い説明書をもとにしている場合は，母子の心身の健康を考えると内容の見直しが必要かもしれません．

　赤ちゃんが産まれたことは周りの人にとって，おめでたいことです．ところがお産という体験は当事者にとって，想定外なことに緊急帝王切開や器械分娩になった場合だけでなく，たとえお産の進行がスムーズであったとしても戸惑うことが多いものです[5]．

　赤ちゃんを産んだ女性自身は，いろいろなことに気持ちや理解がついていけないうちに初めて経験する出来事が怒濤のように押し寄せてきて，おめでたいどころではない気分のときもあることにも注意をはらいます．その混乱している時期に，1つずつ成功体験を重ねていけるように支援することは，医療スタッフにできる重要なケアのひとつです．

　出産やその後の生活の中で関わる医師が，赤ちゃんの育児について「その人

ができていることを伝える」こと，情報提供は1つか2つずつにして「少しずつやり遂げられる経験を支える」こともまた，女性が自信と尊厳を取り戻すのに役立つと考えられます[6].

　お気付きのように，この質問で回答例として示した内容を産後に一気に解説されても，耳に入らない女性が多いことでしょう．つまり，母乳育児をしたい女性にはここで示したような産後の生活の情報をあらかじめお産の前に伝えておくことも，ストレスの少ない新生活の準備として必要なのです．

母乳と睡眠には どんな関係がある？

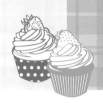

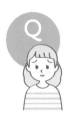

　　産前の母親学級では，産後すぐから夜もたびたび授乳する
ほうがよいと教わりました．ところが私の母からは「あなた
を預けていてさえ，産後によく眠れなくて母乳が出なかった
のよ．母乳をしっかり出すにはとにかく睡眠をとってね」と
いわれました．私は今はあまり眠くもないし，赤ちゃんとい
ると楽しいのでこのまま赤ちゃんと一緒にいたいですが，も
しかしてずっと一緒にいたら母のように母乳が出にくくなる
のでしょうか？

> どんな人からの質問？

　　分娩経過中または分娩後の女性からの質問ですが，この Q&A で解説して
いるのは授乳期全般で役立つ情報です．この後の回答と解説では，母乳と睡
眠の関係について，そして乳汁生成の 1 期〜3 期がどのように進むかについ
て述べています．この質問を受けるのは主に周産期施設で勤務している医師
でしょう．周産期施設に勤務していない医師の皆さんも，ここは母乳育児を楽
にする基礎なので，p.112 からの解説だけでもお読みください．

　　回答が長いですが，実際にはこのうち 1 点か 2 点について説明をして，あ
とはスタッフに詳しく傾聴と説明をしてもらうのが実際的でしょう．

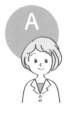

　　たびたびの授乳も楽しみな時間なのですね．産後のすぐの時期
にたびたび授乳できると，母乳育児も早めに安定して楽になって
いくことが知られています．そうだと母親学級で学んでいても，
面会にいらっしゃったお母さまの体験談で，今のように寝ていな
いのは無理しているのではないだろうかと感じて，不安になられ
たのですね．そのように悩みを質問できること自体も，新しい生

活では大切な行動のひとつなので素晴らしいです．

　あなたが抱っこしているこの赤ちゃんは，当たり前ですが出産の前に子宮の中にいた赤ちゃんと同じ存在です．臨月になってからは，赤ちゃんの胎動で一晩に何度も目が覚めませんでしたか？　赤ちゃんは臨月頃には子宮の中で20〜30分寝ては20〜30分起きる，という生活をしていました．赤ちゃんがいた子宮の中はいつも36〜37℃前後であたたかく，羊水に守られた穏やかな環境だったのです．ところが，羊水から出ると重力で体も重く感じるし，空気の中は羊水の中と異なり音は鋭いし，昼間は明るくて眩しいし，お母さんの心臓や腸の音も聞こえなくなるし，子宮の中より気温も低いのです．当然，赤ちゃんは不安になりやすいです．

　ですがこのような環境でも，赤ちゃんは抱きしめられるとリラックスして落ち着きやすいです．おっぱいを欲しがるたびにあげると赤ちゃんもあなたもリラックスできます．あなたがリラックスできると，母乳を出すオキシトシンというホルモンも出やすくなります．オキシトシンがたくさん出るとさらに母乳が出やすくなります．産後すぐから夜間も授乳するということは，赤ちゃんとあなたのどちらにも，お産の前後でそれぞれの生活が急激に変わらないための重要なクッションの役割を果たします．

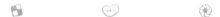

　現在わかっている母乳の量を増やすための情報で科学的根拠に基づいた方法をまとめたものは，WHO/UNICEF の「母乳育児がうまくいくための10のステップ」（図 3-1，表 3-1）[7] です．「10 のステップ」によると，母乳を増やすために産院にできる最も効果的な方法は，お産後のできるだけ早い時間から，赤ちゃんが欲しがるたびに，飲みたいのを制限せずに授乳できることです．胎盤が子宮から出ると急に増えるプロラクチンという母乳を作るホルモンは，授乳や搾乳をしないとすぐに分泌量が低下して，1 週間も経てば妊娠前の濃度にまで下がることが知られています（図 3-2）．たとえ夜間も赤ちゃんが欲しがるたびに授乳したり，痛みのない搾乳を続けたりしていても，プロラクチンは徐々に低下します．ですが授乳や搾乳をするたびにプロラクチンの分泌量は上昇するので，低下のスピードは，授乳間隔があいているときよりもはるかに緩やかになります．

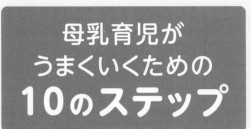
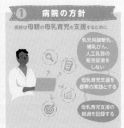
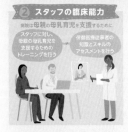
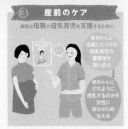
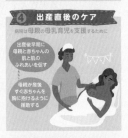
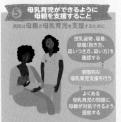
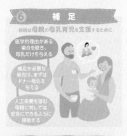
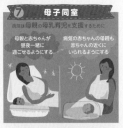
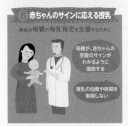
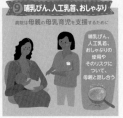
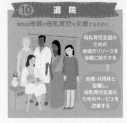

図 3-1　母乳育児がうまくいくための 10 のステップ（ポスター）
（WHO/UNICEF（作成），NPO 法人日本ラクテーション・コンサルタント協会（訳）：母乳育児がう
まくいくための 10 のステップ．2018〈https://jalc-net.jp/dl/10steps_poster_A4.pdf〉より）

表 3-1　母乳育児がうまくいくための 10 のステップ

施設として必須の要件	
1a.	「母乳代用品のマーケティングに関する国際規準」と世界保健総会の関連決議を完全に順守する.
1b.	乳児栄養の方針を文書にしスタッフと親にもれなく伝える.
1c.	継続したモニタリングとデータ管理システムを確立する.
2.	スタッフが母乳育児を支援するための十分な知識, 能力, スキルを持つようにする.
臨床における必須の実践	
3.	母乳育児の重要性とその方法について, 妊娠中の女性およびその家族と話し合う.
4.	出産直後からのさえぎられることのない肌と肌との触れ合い（早期母子接触）ができるように, 出産後できるだけ早く母乳育児を開始できるように母親を支援する.
5.	母親が母乳育児を開始し, 継続できるように, また, よくある困難に対処できるように支援する.
6.	医学的に適応のある場合を除いて, 母乳で育てられている新生児に母乳以外の飲食物を与えない.
7.	母親と赤ちゃんがそのまま一緒にいられるよう, 24 時間母子同室を実践する.
8.	赤ちゃんの欲しがるサインを認識しそれに応えるよう, 母親を支援する.
9.	哺乳びん, 人工乳首, おしゃぶりの使用とリスクについて, 母親と十分話し合う.
10.	親と赤ちゃんが継続的な支援とケアをタイムリーに受けられるよう, 退院時に調整する.

（WHO/UNICEF（作成）, NPO 法人日本ラクテーション・コンサルタント協会（訳）：母乳育児がうまくいくための 10 のステップ. 2018〈https://jalc-net.jp/dl/10steps_2018_1989.pdf〉より）

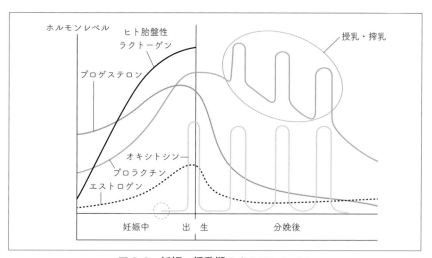

図 3-2　妊娠・授乳期のホルモンレベル

（Wambach K, Spencer B：Breastfeeding and Human Lactation. 6th edition. Jones & Bartlett Learning, 2021 より筆者作成）

特に生まれて2日目くらいまでは，乳房の母乳を作る細胞の表面にあるプロラクチンの鍵穴（受容体とかレセプターとか呼ばれます）が授乳するたびに増えていきます．授乳回数が多いと鍵穴がたくさんできます．そして，その鍵穴がプロラクチンと結びつくと乳汁産生のシグナルが発現し，より早く，より多くの母乳が出るようになります．

　この「10のステップ」のもとになった研究では，産後すぐに赤ちゃんを預けて寝ていた人も赤ちゃんと同じ部屋にいた人も，睡眠の時間は変わらなかったと示されています[8]．赤ちゃんもまた同じ部屋にいるほうが泣く時間も少なくなって，深睡眠の時間が長いという結果でした．また，昔は赤ちゃんが泣くのは肺を鍛えることにつながるから泣かせたらよいと言われていましたが，実際には赤ちゃんが泣くと動脈を流れる酸素飽和度が下がることが調べられるようになってきました．

　あなたも赤ちゃんもいまのところは健康に問題がない状態ですので，母子同室を続けていても問題はないようですね．眠いときは，赤ちゃんがいても眠っても大丈夫です．それでも不安が続くときにはスタッフと相談してみてくださいね．

　さて，あなたのお母さまが「母乳をたくさん出すためには，夜はよく寝たほうがいい」とあなたに伝えた背景を整理してみましょう．

　産後に赤ちゃんと離れている時間が長くなるにつれ，母乳の量が増えはじめるのが遅くなるのは先ほど説明した通りです．また，新生児室に預けている間に哺乳瓶でミルクや搾乳を飲んでいた赤ちゃんは，お母さんのおっぱいから直接母乳を飲むのが難しくなる場合も少なくありません．

　あなたのお母さまがお産したときの状況はよくわかりませんが，たびたび授乳し始めたのが産後何日か経ってからだと，プロラクチンがすでに減り始めていて，夜もたびたび授乳しても母乳の量が増えにくくなることは珍しくありません．さらに，授乳回数を増やしてから母乳が増えるまでには数日はかかるのだということは，現代の周産期スタッフにさえ，よく知られているとはいえません．

　とはいえあなたのお母さまも，専門家から伝えられた，その時点で最善だと思われた知識で精一杯にあなたを育てたのだと思います．お母さまが頑張ったのは確かな事実ですが，寝ていないから母乳が出にくかったというよりも，母

乳育児を楽に続けていくには役に立ちにくい情報をもとに頑張っていたために，効果が出にくくてご苦労なさったのではないでしょうか．

この質問の解決のために湧く疑問	緑色の文字 が，現在の科学的根拠から妥当と考えられる回答
ネット検索で得られる情報で問題は……	解決することが多い　解決することは少ない　むしろ悪化するかも　選んだサイトによる
母乳をやめてミルクに代えることで問題は……	解決することが多い　健康な親子では解決するものではない　むしろ悪化するかも
授乳のタイミングは適切か？	適切　時間があきすぎているかも　頻回に授乳しているかも
適切な授乳姿勢を知ることでこの悩みは……	解決する　解決することもある　解決することは少ない　むしろ悪化するかも
子どもを小児科に紹介する必要は？	あり（急ぐ　近いうちに）　なさそうだ　状況による

解　説

　長い答えだと読者のみなさんはお思いになったことでしょう．

　この長い答えを短くすることは可能です．お産の前に，産後はどのように体が変化するかの仕組みをあらかじめ丁寧に伝えておけば，産後にはお伝えした内容を思い出してもらい，適宜補足するだけでよくなります．また，そのような機会を作ることが，母乳育児をしたい女性に対して有効な動機付けにもなります．その際の資料としては WHO/UNICEF「母乳育児がうまくいくための10のステップ」（図3-1，表3-1 参照）がよくまとまっています．

　母乳育児を希望していて乳汁生成の経過について学ぶ機会があった女性からこのような質問をされた場合であれば，「赤ちゃんとの時間を大切にされていて，母乳が出始めるような行動をとられていて素晴らしいですね．でも，ふと睡眠をとることも大切なのではないか？とご不安になったのですね．不安についてお話ししてくださってありがとうございます．いま，眠くてつらいわけではなければ，母子ともに健康な状態ですからこのまま赤ちゃんと一緒にいて大丈夫ですよ」と言うだけで伝わることでしょう．

　母乳育児を希望する女性が，母乳分泌の生理学や解剖学についての科学的根

拠のある情報を知っているのであれば，「夜間も授乳するか」や「寝るか」については，最終的には女性自身が決めていい問題なのです．一人一人の女性が自分の行動を自分で決められることは，産後の生活における自己効力感につながります．

　母乳の量などの母乳育児に関する情報には，後になって知っても間に合わないものもたくさんあります．

　医師や看護スタッフなどの専門家の役割は，科学的根拠のある妥当な情報や技術と，母子の健康状態が夜間も同室しても問題がないかのアセスメントを提供することです．そして，母親の頑張りに対して，専門家が知識をもとに肯定すれば，それはその女性の自信につながっていきます．

　母子同室している女性が睡眠に関する質問をしたときに，周産期スタッフが，母親の気持ちを十分に聞かないうちに「ああ，つらいのね」と深読みし，率先して赤ちゃんを新生児室に連れていくこともあるかもしれません．

　そのときに，女性は泣いている赤ちゃんがいなくなってホッとするだけなのでしょうか？　確かにホッとする人は多いかもしれません．ですが，空虚感をもったり，赤ちゃんは大丈夫だろうか？と心配したりする人もいるかもしれません．さらに，産後の女性の心は傷つきやすくなっていることが多いですから，中には「私には赤ちゃんのお世話をする資格はないのだ，お世話をしてもらえて感謝すべきなのだ」と考えて自信を失う人もいるのです．医学的に女性や赤ちゃんの健康に問題があると判断して赤ちゃんを連れていくときも，「今はあなたの（赤ちゃんの）体調が不安定なので，赤ちゃんをお預かりしてもいいですか？」と女性の同意を得ることも，母親としての自己効力感を保つための大切なプロセスです．

　では，母乳育児したい女性に対して「寝ても夜間授乳してもどっちでもいいですよ」と伝えるのは女性に寄り添った親切な声かけでしょうか？　どちらを選ぶにせよ，女性が自分で決めるためには判断材料が必要です．

　その判断材料を伝えるために，周産期スタッフが乳汁生成の生理学的な基本知識をもつことは重要です．専門家から伝えられた「産後にいい！」はずの情報が実際には母乳を増やしにくい内容であったとしても，多くの女性は「自分がうまくやらなかったから」と自らを責めやすい傾向があります．生理学的な基本知識として周産期スタッフがまず知っておきたいことは，乳汁生成の進行です[9]．

乳汁生成 1 期

妊娠中期から産後 2 日目くらいまでの時期です.

　母乳の生成は, 妊娠中に母乳を作る細胞 (腺房細胞) が成長することから始まります. 初乳はこの時期 (妊娠中期ごろ) から作られ始めます.

乳汁生成 2 期

分娩後 3〜8 日目くらいの乳汁生成が増加・確立するまでの時期です.

　胎盤が子宮外に出たのを合図に, さまざまなホルモンのバランスが変化して母乳を作るスイッチが入ります. プロラクチンは母乳の中のタンパク質の合成に関わっています (表 3-2). この時期には, 乳汁生成に先立って, 乳腺腺房細胞間のタイトジャンクションにより細胞間隙が閉じて, 乳汁中のナトリウム, カルシウムの濃度が下がり, 乳糖と乳脂肪の濃度が上昇します.

乳汁生成 3 期

分娩後 9 日目くらいから卒乳 (断乳) までの時期です.

　授乳や搾乳をして乳腺腺房腔を空にすることを繰り返しているうちに, 母乳は出せば出しただけたくさん産生されるようになります. この局所の仕組みを

表 3-2 **乳汁が作られるのに必要なホルモン**

妊娠初期に乳房を成長させるホルモン	プロラクチン, ヒト胎盤性ラクトーゲン, エストロゲン, プロゲステロン, 副腎皮質刺激ホルモン, 成長ホルモン
妊娠中期に乳汁合成を開始させるホルモン	プロラクチン, インスリン, 副腎皮質ホルモン
胎盤が出ると減るホルモン	エストロゲン, プロゲステロン, ヒト胎盤性ラクトーゲン
乳汁生成の確立に必要なホルモン	プロラクチン, インスリン, コルチゾール, 甲状腺刺激ホルモン, プロラクチン抑制因子 (ドーパミンなど), オキシトシン

分娩後 9 日を過ぎると, ホルモンの働きよりも, 「母乳が乳房から排出される」ことが乳汁生成の大きな要因になる.

(水野克己, 水野紀子：母乳育児支援講座　改訂 2 版. pp.17-27. 南山堂, 2017 より筆者作成)

オートクリンコントロールと呼びます.

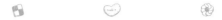

　乳汁生成の進行からわかるように，産んでからすぐ赤ちゃんが欲しがるたび
に途絶えることなく授乳または搾乳をすることは，母乳が不足することも出過
ぎることもないようにする体の仕組みに沿った方法です.

　お産後数日間の乳汁生成2期における授乳回数は個人差があります．母子同
室で一緒にいられた場合，授乳回数が24時間で15回以上になる親子もいれば，
寝がちな赤ちゃんを起こしながら5〜6回の授乳または搾乳ができるだけの親
子もいます．母子別室の施設では，母子ともに健康で生まれていても24時間
に1回も授乳や搾乳をする機会のない施設もあります．母乳育児を希望してい
て「10のステップ」を知っている女性だと，そのような施設では，母乳が増
えやすい時期に授乳も搾乳もできないことに不安を感じることもあるでしょう.

　直接授乳，または搾乳を続けることで，プロラクチン分泌量の低下を遅らせ
ることができます．母子が一緒にいてリラックスできると，オキシトシンの分
泌も増えて，生成された母乳を乳房の外に出しやすくなります．赤ちゃんもた
びたび飲むことで哺乳の方法を学んでいきます.

　このように，徐々に赤ちゃんが飲む母乳の量は増えていきますが，赤ちゃん
の体重が増えるのに必要な量の母乳が出るようになるまでは，2〜3日かかり
ます．その間，ほとんどの赤ちゃんで数%から10%前後の体重減少を認めま
す（生理的体重減少）.

　母乳を増やすためには，プロラクチンの分泌量が増えやすい夜に頻回に授乳
をすることが重要です．夜間の授乳をつらく感じないためには，昼間はお客さ
んの相手や家事をせずにすむように，周りの人が気を配ることが役に立ちます.
妊娠中に胎動を感じていたように，お産後もその赤ちゃんの動きを感じ続けな
がらたびたび授乳することでリラックスしやすい人が多いです.

筆者は，これまで関わってきた産前の女性たちに，母乳育児の円滑なスタートを切るために，産後すぐは夜間もたびたび授乳をすることがオススメですよ，と伝えてきました．同時に退院が近くなった頃に赤ちゃんを預ける方法もあるのだと伝えておくのです．すると，少なくとも筆者の経験では，産後の母子同室時間が長かった女性たちは，退院が近くなっても，ほとんど全員が赤ちゃんを預けずに母子同室で過ごしていました．

　ここまで述べてきたような情報を産前の女性と周産期スタッフに対して伝えておくと，女性の戸惑いをより少なくすることができます．COVID-19 の流行で産前教育の機会が減っていると難しいかもしれませんが，両親学級などを通じて家族との面会のルールなどを共有しておくことも産後の疲労回復に必要です．

　乳児を育てるうえで絶対に欠かせない条件は，まず「安全で清潔な栄養が足りていること」です．逆にいえば，安全で清潔な栄養以外に関しては，完全で完璧な育児の方法はありません．

　退院までの間に，母親には，母乳だけで育児できそうか，どのくらいの量の補足が必要そうかを納得できるように伝えておきます．そうすると女性が退院後に赤ちゃんの栄養不足を心配することが減り，さらには「母乳育児したい」と希望した意志が尊重されていると感じやすいものです．

　「栄養が足りていること」が重要とはいえ，不必要なほど多めの人工乳を補足すると，母乳の量が減ることもあります．また，産後早期からの人工乳の補足は赤ちゃんの牛乳アレルギー発症の可能性を高めることが示唆されています[4]．

　「退院したら育児に振り回されることになるであろうお母さん」を産後すぐから赤ちゃんと一緒にして夜も「眠らせず」に母乳を「あげさせる」のは可哀想だから，母子別室のほうがよいのではないかと感じる方もいるかもしれません．ところが，母子別室というケアシステムには「10 のステップ」と異なり，その有効性に関してメタアナリシスなどの根拠はありません．つまり赤ちゃんの行動や成長，母親のストレスに対して，産後すぐからの母子別室のシステムがどのような影響を与えるかについて，科学的根拠のある指標はないのです．ですから本来，母子別室というシステムは問題が起きたときには一例ずつに対

する個別の介入が必要になるケアであるともいえます．もっとも，一例ずつに時間をかけられないからこそ母子別室にしていて，細やかな介入が困難であるからこそ一律に多めの人工乳を使うことになっている，という施設もあるかもしれません．もともと母子別室のシステムは，かつて病院出産が急速に増えたベビーブームの時代に，いかに少ないスタッフで対応するか，という命題に適ったケアでした[10, 11]．ですが，乳汁生成の仕組みを活かして「母乳を増やす」，「母乳育児を楽にさせる」システムであるとはいえません．

　母子別室をしていても，母乳育児支援の知識のある医師や助産師が母子の体の仕組みに沿ったケアをすれば，退院後に母乳だけで育児することが実現できることもあります．ですが「10のステップ」に基づいたシステムを採用した場合には，特別なことをしなくても6〜9割の親子において，母乳だけで育児をすることができます．

　妊娠後期の妊婦健診などで，夜間の胎動による中間覚醒があるという女性の訴えを聞いた場合も，「10のステップ」のようなケアをすでに実践している産院の医師では「産んでからも，この子との暮らしでは，今と同じように何度も夜に起きることになります．すでにそういう生活の練習をしているみたいですね」などと，不安にさせないような言葉を選びながら伝えることが多いです．仕事や家事を調整して短時間の昼寝をすることや，寝る直前の入浴といった入眠しやすい環境をつくることを提案できれば，産前だけでなく産後の生活をも助けることになります．

　もし医師が乳汁生成の仕組みに詳しくないと，母乳育児を希望している女性に対して「産めば眠れますからね」と，現実的ではない情報を伝えてしまうかもしれません．「産めば眠れる」というのは，人工乳で育児することを希望している女性にとっても，現実的ではありません．なぜなら，生後すぐの赤ちゃんは抱っこされているほうが生理学的にもより早く周囲の環境に順応できるので，母乳か人工乳かにかかわらず，できる限り（泣く場合には夜間でも）抱っこしてあげられる環境が望ましいからです．

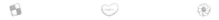

　母乳外来で多くの授乳トラブルに接してきた筆者の印象は次の通りです．

　多くの授乳の問題は，授乳姿勢の改善により解決できています．そこで筆者

の母乳外来では，WHO が作成した直接授乳観察用紙を利用して授乳のアセスメントを行い，いくつかの改善のヒントを伝えています（第2章〈p.69〉参照）．

　産後すぐから母子同室で一緒に過ごした親子の場合は，お産前後の周産期スタッフによる授乳指導の有無にかかわらず，楽な授乳姿勢の説明が簡単であることが多いです．母子別室で，昼間のみ授乳室で3〜4時間ごとに左右5分ずつの授乳をしていた親子では，授乳のときの姿勢を楽にする情報を伝えた際に，頭では理解できても，思うように体が動かずに難しそうな授乳や抱っこの姿勢が続いてしまうことが多いです．

　なぜそうなるのかについては Colson の著書，"Biological Nurturing" にいくつかのヒントが示されています（Colson については p.60 参照）[12]．この本では授乳は単純な本能による行動というよりも，繰り返す体験により学ぶ必要のある学習行動であると記されています．産後早いうちから母子が一緒にいることで，ヒトもまた，動物行動学者の Lorenz が「ソロモンの指環」で示した imprinting（刷り込み）の大切な時間を経験できるというのです．

　お産直後の女性の自尊感情や母子の安全，そしてお産した女性の希望を守りながら親子というペアでの生活を開始するためのケアがどのようなものであるかを「10 のステップ」は示しています．

　さらに，WHO の「ポジティブな出産体験のための分娩期ケア」で示されているような，人として尊重されたと感じられる出産体験ができれば，自己効力感が保たれ，育児に不安をもつことが少なくなることが期待されます．一方で，出産前から親になること自体に強い不安を抱いている人も珍しくはありません．このような，赤ちゃんと二人っきりでいることに不安を感じる女性こそ，子どもと付きあううえで苦手な部分の対応方法をスタッフの見守りのもとで学ぶ期間が必要ではないでしょうか．実際，このような女性が母子同室で赤ちゃんとの暮らしについて学ぶことは，退院してからのストレスを減らすのに役立っている，というのが筆者の印象です．

　ところが，母子別室以外の選択肢がない産院もまだ多く存在しています[13]．お産した女性は，赤ちゃんを母乳で育てるにせよ人工乳で育てるにせよ，赤ちゃんと一緒に安全に時間を過ごすことで自分が大切にされていると感じることができ

ます．母子同室によってケアにかかる時間が増えることを周産期スタッフが心配することもあるかもしれません．ですが筆者は，例えば2週間健診で，エジンバラ産後うつ病質問票を使って時間をかけて対応するよりも，産後早期の母子を一組の協同体と考えてケアすることのほうが，小さな手間で大きな効果があると考えています．

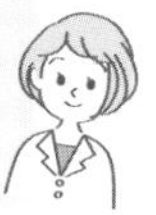

母子同室と母子別室で，産後の親子の生活の様子がどのように変わるかを図3-3に示しました．

終日母子同室をしていても1～3割程度の母子では補足（搾乳または人工乳）を必要とします．また，終日母子別室でも夜間の授乳ができて，補足に搾母乳も使える施設では，退院後に人工乳を使う回数や量は減っていくことが多いです．

①赤ちゃんが欲しそうにしているサインを示すたびに深いくわえさせ方で授乳します．最初の頃は母親任せではなくて，どのようなタイミングで授乳するか，どのような姿勢で授乳するかについての情報提供やエモーショナル・サ

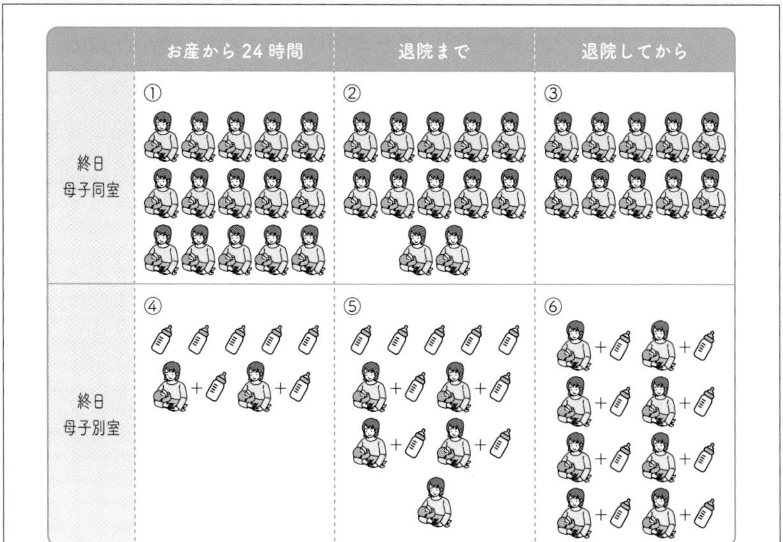

図3-3　母子同室と母子別室での授乳の様子のイメージ（回数の個人差は大きい）

ポートが欠かせません．妊娠中にある程度まで伝えておくと産後，母親もスタッフも説明のために時間を費やすことが減るでしょう．

②授乳回数には個人差があり，24時間ごとの授乳が5回くらいのこともあれば12回以上のこともあります．回数が多くても，リラックスして授乳できるならばオキシトシンの分泌も増え，より母乳が出やすくなります．同室できた赤ちゃんのほうが，別室で過ごす赤ちゃんよりも睡眠時間は長く深くなります．母親の睡眠は，どちらでも同様です．

③産後数日経つと産後直後に比べると授乳回数は減り，自信をもって退院できる母親が増えてきます．母乳が作られ続けるためには最低でも4時間おきの授乳が必要です．夜間の授乳は続くので，授乳している人とは別の人に家事を行ってほしいです．

④直接授乳の回数は施設によりばらつきがあります．夜間授乳を禁止されていない施設では授乳回数は増えますが，満期で生まれた健康な母子でも24時間以内に1回も直接授乳の機会のない施設においては，作られる母乳量は減りがちです．

⑤夜間はスタッフが人工乳をあげている施設はいまだ少なくありません．母親によっては赤ちゃんを預けても，乳房緊満や赤ちゃんがいない空虚感などで十分に眠れていないこともあります．産後すぐから夜間にまとめて眠る習慣に馴染んだ母親では，退院後の夜間授乳が母乳か人工乳かに関係なく苦痛に感じられることもあるでしょう．搾乳を夜間にあげられると作られる母乳の量も増えます．

⑥退院後も，入院していたときのように授乳後に毎回人工乳をあげ続ける母親は少なくありません．そのため，母乳育児希望の人に対しては退院時に人工乳の一日の必要量を伝える必要があります．退院していきなり夜間授乳が始まるので戸惑いやすくなります．母子別室では母乳が増えるにしても退院前後からになる人が多いです．混合栄養でも夜間授乳は必要なので家事をする人は必要です．

3 母乳が足りているのか不安です

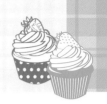

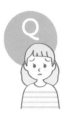

Q 　現在，産後2日目で，母子同室をしています．赤ちゃんに授乳しても授乳してもすぐに泣きます．こんなに元気そうで，たびたび母乳を飲んでいるのに，今朝もまだ赤ちゃんの体重が生まれたときに比べて5％軽いと言われました．もしかして，そろそろ人工乳を足したほうがいいのでしょうか．この子を母乳だけで育てることができるかを知るためにわかりやすいサインがあるならば教えてください．

どんな人からの質問？

　満期で問題のない出産をして，医学的な問題がなく，母乳の乳汁生成が確立するまでの女性からの質問です．産後2日目の夜から退院までの回診でよく尋ねられる質問でもあります．お産を取り扱っていない医師だと出会うことがない質問のように感じるかもしれませんが，この質問に回答することは授乳している女性がいつ囚われてもおかしくない「母乳不足感」の解決につながります．

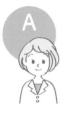

A 　お産後すぐから，赤ちゃんが欲しがるたびに授乳なさっていて素晴らしいです．それなのに今朝も体重が減っていて，母乳が足りないのかと思い始めて不安になられたのですね．カルテなどの記録や赤ちゃんの様子を拝見しても，赤ちゃんの栄養不足の徴候は今のところありません．なので今は，人工乳などによる補足のことは考えなくてよいですよ．

　退院後のことも考えると，足りているかどうかの確認方法を知っていると安心ですよね．使いやすい判断の目安として，赤ちゃんのおしっこの量やうんちの様子を観察するという方法はいかがでしょうか．

赤ちゃんのおしっこの量とうんちの様子の確認は，母乳量の測定という大変なわりに正確でもない方法よりも，（満期で生まれて特に健康上の問題のない赤ちゃんでは）簡単で役に立ちます（表3-2）．あなたは現在，産後2日目（出産日を0日目として）ですが，赤ちゃんは朝からすでにおしっこで3回とうんちで1回はおむつを替えているので，2日目の様子として標準範囲です．

　生後数日の赤ちゃんの体重減少は「生理的体重減少」といい，健康な赤ちゃんにも認められます．生まれた体重から7％程度の体重減少があった場合には，搾母乳かミルクの追加を**検討し始めますが**，今日の赤ちゃんの体重はそれより少ない5％の減少におさまっていますね．

　母乳が足りているかどうかに関して，手に入れやすい参考資料はラ・レーチェ・リーグ日本のインフォメーション・シート「赤ちゃんは十分に母乳を飲んでいるかしら？」[14)]です．これによると出産後2〜6日目頃からは，紙おむつ5〜6枚分のおしっこと少なくとも3回の緑がかった移行便が出るようになります．その頃には必要な量の母乳が赤ちゃんの口に入るようになり始めていると考えられます．

　出産直後の赤ちゃんの胃の容量と出る母乳の量はだいたい同じくらいです．図3-4は解剖から得られた容量であり，生理的胃容量とは少し異なるかもしれませんが，かなり少量であることがわかります．また，Dollbeng（2001）により計測された新生児の初乳摂取量は最初の24時間で2〜10 mL/回でした

表3-2　**母乳が足りているときの新生児の尿と便の様子**

	24 時間に尿で濡れた 赤ちゃんの紙おむつの枚数	24 時間の 赤ちゃんの便のようす
お産した日と次の日 （産後0〜1日目）	⏀〜⏀⏀	黒緑色の タール状の胎便．
お産の次の日〜5日目くらい （産後1〜6日目）	⏀⏀⏀⏀⏀ （6枚分以上の尿が出る頃には母乳が増えてきています．）	少なくとも3回の 緑がかった「移行便」．
お産の6日目以降 （産後7日目）	⏀⏀⏀⏀⏀⏀	500円玉ほどの量で 少なくとも3〜5回の黄色い便．
出産後6週頃	⏀⏀⏀⏀⏀⏀	赤ちゃんによっては回数が減り，1回の便量が増える．

（ラ・レーチェ・リーグ日本：赤ちゃんは十分に母乳を飲んでいるかしら？2015 より筆者作成）

（表 3-3）.

　赤ちゃんがいわゆる「ギャン泣き」状態になったときは，舌が上がってしまって母乳を飲みとるのが難しくなることもあります[15]．

　ですから，静かに手を舐めていたり，ある一定の高さのやさしい声を出していたりといった，赤ちゃんの「どれか１つの行動」に注目して授乳するようにしてみるのはいかがでしょうか．赤ちゃんが欲しがるタイミングで授乳できると，赤ちゃんも意欲的に哺乳しやすいです．その結果，授乳が楽になります．さらに，早ければ数日のうちに赤ちゃん自身も飲みたいときにはその行動で授乳したいと伝え始めることも多いです．

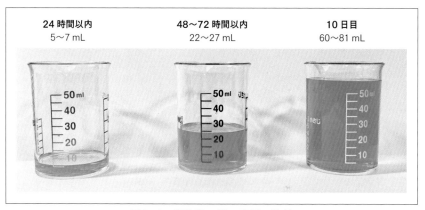

| 24 時間以内 | 48～72 時間以内 | 10 日目 |
| 5～7 mL | 22～27 mL | 60～81 mL |

図 3-4　新生児の胃の容量の比較

（Scammon RE, Doyle LO：Observations on the capacity of the stomach in the first ten days of postnatal life. Am J Dis Child, 20（6）：516-538, 1920 より筆者作成）

表 3-3　母乳で育てられている健康な児における平均的な初乳量の報告

生後の時間	摂取量（授乳ごとの mL）
最初の 24 時間	2～10
24～48 時間	5～15
48～72 時間	15～30
72～96 時間	30～60

（The Academy of Breastfeeding Medicine, NPO 法人日本ラクテーション・コンサルタント協会（訳）：ABM 臨床指針第 3 号　母乳で育てられている健康な正期産新生児の補足のための病院内での診療指針　2009 年改訂版（2010 年 4 月 日本語翻訳）．〈https://jalc-net.jp/dl/ABM_3_2010.pdf〉より）

赤ちゃんの欲しがる授乳サインについては，図 3-5 も参考にしてみてくださいね[16]．

　さて，赤ちゃんが泣くと慌ててしまいますよね．赤ちゃんがかわいいのと同時に，ちゃんと育ててあげなければ，という重大な責任も感じますよね．ですが，赤ちゃんが泣くのは母乳が足りないからだけでしょうか？　他に赤ちゃんが泣く理由はないか考えてみましょう．

　赤ちゃんは生まれるまで，子宮の中で温かい羊水に浮かんでいました．いつも薄暗く，耳に届く音は羊水を通して鈍くなっていました．また，音はお母さんの心臓や腸の音に紛れて届いていました．さらに，体のどこかは子宮や臍帯

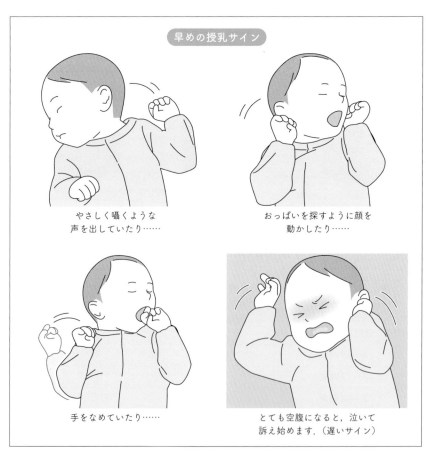

早めの授乳サイン

やさしく囁くような
声を出していたり……

おっぱいを探すように顔を
動かしたり……

手をなめていたり……

とても空腹になると，泣いて
訴え始めます．（遅いサイン）

図 3-5　**赤ちゃんの授乳のサイン**

などやわらかくて温かい場所にずっと触れていたはずです．それが，お産を契機にまぶしくて，ストレートに音が聞こえる世界での生活が始まりました．たびたびビックリしてしまうのも当然かもしれませんし，ビックリすれば泣いてしまうでしょう．ですが，泣いたときに抱っこしてもらえれば，抱っこされると安心だと学んでいけます．

さらに考えてみましょう．眠いとき，暑いとき，虫などに嚙まれて本当にどこかが痛いとき，あるいは痛くなくても自分の声に驚いて慌てたときなどにも，つい「ギャ〜ッ！」という声が出るかもしれません．そのたびに抱っこされて，泣き止むまで抱きしめられることで，抱っこされる安心さをどんどん覚えていきます．あなたも赤ちゃんが泣きやめばホッとします．そうしてあなたと赤ちゃんの愛着関係も育っていくでしょう．生まれたばかりの赤ちゃんもいろいろな気持ちをもっていて，それを近くにいる人に伝えようとできるのはすごいですね．

あなたが赤ちゃんの欲求に応えながら授乳を繰り返してきた結果，赤ちゃんも訴えれば抱っこしてもらえると気付いてきたようですね．母乳の量が増え始める時期はこれからです．今後は授乳回数は減っていくことでしょう．

足りているかどうかの確認の仕方は以上です．さらにもしご希望があれば，赤ちゃんが飲みやすいような姿勢やくわえ方がどのようなものかも，あとでスタッフとともに確認してみるのはいかがでしょうか？

この質問の解決のために湧く疑問	緑色の文字 が，現在の科学的根拠から妥当と考えられる回答
ネット検索で得られる情報で問題は……	解決することが多い　解決することは少ない　むしろ悪化するかも　（選んだサイトによる）
母乳をやめてミルクに代えることで問題は……	解決することが多い　健康な親子では解決するものではない　むしろ悪化するかも
授乳のタイミングは適切か？	（適切）　（時間があきすぎているかも）　頻回に授乳しているかも
適切な授乳姿勢を知ることでこの悩みは……	（解決する）　解決することもある　解決することは少ない　むしろ悪化するかも
子どもを小児科に紹介する必要は？	あり（急ぐ　近いうちに）　（なさそうだ）　状況による

　この回答に「お産をした0日目の夜の回答（p.102）と同じでは？」と感じられたでしょうか.

　赤ちゃんが泣くのは同じように感じられても，日数が経つと対応法は異なります. 0日目で，低血糖などのリスクのない赤ちゃんとの生活であれば，赤ちゃんが泣いていても寝ていても，母乳が出始めているかどうかは医学的にはまだ問題ではありませんでした. ですが，2日目くらいになると，授乳姿勢・吸着の工夫や補足の必要性の検討などの介入が必要な親子もでてきます. それらを後述のスタッフ目線（p.128参照）で確認するだけでなく，育児する女性自身にも判断してもらうための回答例として，このようなQ&Aを示しました.

　0日目には，たびたび授乳を繰り返すこと自体が赤ちゃんの安心と生理学的な安定を促しました. お産した女性にとっても，授乳するたびに血中のプロラクチン濃度が上昇して母乳を作る能力を最大限に発揮しやすくなり，母子愛着関係の最初の一歩を踏み出すことにもつながりました. それが2日目の夜になると「補足の必要性のアセスメント」や，「授乳の痛みへの介入」（p.65参照）などの必要性も出てきます.

　母乳が飲めていない状況においてスタッフが行うアセスメントの方法と補足方法については次の質問（p.128）で詳しく説明します. さらにその後の質問（p.138）では，授乳行動・哺乳行動のちょっとした問題を解決するためにどのように支援するか，スタッフの立場からのQ&Aも示しています.

　退院時のアンケートなどで，お産をされた女性から「お産後にスタッフの言うことがみんな違って戸惑いました」と回答された方も多いのではないでしょうか. 産後の女性の体においては，子宮が退行性変化で収縮していくと同時に，乳房は進行性変化により乳汁をたくさん作り始めています. また，赤ちゃんの心身の成長はとても速いですから，時間とともに親子が健康でいるために必要な情報や技術も変わり，スタッフが女性に伝える情報も変わっていきます. 結果として，産後の女性からは「言うことが違う」と受け止められてしまうのです. スタッフ全員が母乳分泌や授乳姿勢，吸着について同じ情報を共有して支援できると，時間が経って状況が変化していることが理解されやすいかもしれません. この時期の母子の変化についてのアセスメントと介入に関する，メタ

アナリシスに沿った母乳育児の問題解決のためのグローバルスタンダードが，本書でも何度か紹介している WHO/UNICEF による「母乳育児がうまくいくための 10 のステップ」です．

　女性が「赤ちゃんが泣いても大丈夫か？」という質問をするとき，その女性自身も泣きたい気持ちになっていることもあるでしょう．自信を失っていたり焦っていたりする女性にも，客観的に見れば必ずいくつかの「うまくいっていること」があるものです．それを医学的な知識をもつ人が言葉にして伝えることは，女性たちが自信を取り戻すきっかけになります．

　p.121～125 の回答はとても細かく記載していますが，実際には，このうち 1 つか 2 つのポイントだけを伝えるほうが伝わりやすいでしょう．また，その際は前述の通り医学的に評価してできていることを見つけ，褒めることが欠かせません．

　つらさの聴きとり方や，科学的な根拠のある情報を思いやりとともに伝える方法は，WHO/UNICEF による「母乳育児支援ガイド　ベーシック・コース」[6] に詳しいです．

　育児に直面した不安や自信をもてないことが，「赤ちゃんの泣き声」をよりつらく感じる気持ちの背景にあるかもしれません．退院までの数日間における産院スタッフの役割は，医学的なアセスメントに基づく介入をするとしても，あくまでも黒子に徹することです．母子が健康であれば，赤ちゃんを泣き止ませるためだけの，医学的には適応のない介入（泣き止ませるためだけの補足，スタッフが抱っこして泣き止ませることなど）は最小限にしましょう．そして，女性たち自身が「ああ，私がこうすればこの子は泣き止むんだ！」という成功体験を重ねる機会を奪わないことが重要です．それは，退院後の新しい生活へ踏み出す準備でもあります．

　このような母子の関わりや愛着行動に対する，母乳育児の効果を示す論文[17] はまだ多くありません．これからは，産後の行動に関する女性の decision making の在り方に対する研究も増えていくことが望まれます．

4 科学的根拠に基づいた補足の方法

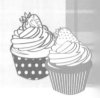

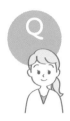

Q 　今まで，昔から利用している病棟マニュアルに従って新生児に対する補足量を決めていました．私たちはそれで困ったことはなかったのですが，新卒で入職したスタッフが補足方法についてのマニュアルの参考文献を知りたいと質問してきました．今までの病棟マニュアルを確認してみたところ，参考文献がなかったので，もっと学ぶための資料を探しています．補足の必要性の有無についてのアセスメントと，何をどのように足すのかについての科学的根拠に基づく情報で手に入れやすいものがあれば教えてください．

どんな人からの質問？

　この質問の回答は母子の健康に直結します．過不足ない母乳量を得るためには産後のケアのシステムそのものの変更も必要です．そこでこの質問はお産に関わる立場の医師も含めた，周産期スタッフ・小児科スタッフ・保健スタッフからのものとしました．

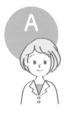

A 　赤ちゃんの補足に関する病棟マニュアルに参考文献がないので，科学的な根拠をお探しになっているのですね．産院での補足は，出産した女性が退院後に遭遇する母乳育児や乳児栄養の悩みの多くに大きく影響するので，科学的に妥当で，スタッフ全員が納得できるマニュアルを作成することは重要な作業だと考えられます．

　産後すぐの新生児への補足の情報で，科学的根拠に基づいたものとしては次のものをお勧めします．

- Academy of Breastfeeding Medicine：ABM 臨床指針第 3 号　母乳で育てられている健康な正期産児の補足のための病院内での診療指針. 2009 年改訂版（2010 年 4 月日本語翻訳）.〈https://jalc-net.jp/dl/ABM_3_2010.pdf〉[3]
- Academy of Breastfeeding Medicine：ABM 臨床プロトコル第 10 号　後期早産児（在胎 34 週 − 36 週 6 日）および早期正期産児（在胎 37 週 − 38 週 6 日）の母乳育児（2016 年改訂 2 版）.〈https://jalc-net.jp/dl/ABM10Final.pdf〉[18]
- 水野克己, 水野紀子：母乳育児支援講座　改訂 2 版. pp.149-p.168. 南山堂, 2017[19].
- NPO 法人日本ラクテーション・コンサルタント協会：母乳育児支援スタンダード　第 2 版. pp.178-182. 医学書院, 2015[20].
- ラ・レーチェ・リーグ日本：母乳の出がよくなる方法. 2018.〈https://store.llljapan.org/products/detail/13〉[21]

　これらの文献において, 補足の第一選択として示されているのは, 赤ちゃんの母親の搾母乳です. その次が低温殺菌されたドナーミルク（日本ではまだ健康な満期産児の赤ちゃん全員の補足に使うのに足る量は提供されていません）で, その後にタンパク質を加水分解した人工乳（日本においてはアレルギー用調製粉乳として販売されているもの）, そして乳児用調製粉乳（いわゆる粉ミルク）や乳児用調製液状乳（いわゆる液体ミルク. 以降, 人工乳と表記）, と続きます.

　ぶどう糖水は赤ちゃんを泣きやませるために使うこともありますが, 母乳が不足している際の栄養やカロリーの補足としては役に立ちません. 牛乳や水を補足として利用するのは赤ちゃんには不適切です.

　何よりもまず効果的な直接授乳・哺乳行動で赤ちゃんの哺乳量を増やせること, それにより補足の検討そのものが不要になることにも注目します. 母乳育児（母乳のみも混合栄養も）を希望している女性に対しては, 赤ちゃんの栄養について補足を検討するときに, まず直接授乳の際の姿勢や吸着のアセスメントの実施も必要です[22]. 補足量の目安を表 3-4 で示しています. 補足が必要と判断したときには, 1 日に 10 回以上授乳できるように支援することが有効

表 3-4 **具体的な補足量**

生後 6 日目までの補足量
1 回の授乳につき 5 〜 10 mL/kg.
それ以降
補足量は 50 〜 100 mL/kg/ 日を 6 〜 8 回に分けて補足する. ・赤ちゃんと母親の状況により必要量を考慮し,医療従事者が母親と相談して決定する. ・直接授乳や搾乳の回数を減らさないように,また乳汁分泌が増加するような補足方法を実行する.
いつの時期においても,授乳回数が少ないようならば,1 日に 10 回以上授乳するようにする.
3 kg の赤ちゃんでは,1 日 450 〜 600 mL の総摂取量となる.これを授乳回数で割って,1 回の量を決定する.

（水野克己,水野紀子：母乳育児支援講座　改訂 2 版. p.153. 南山堂. 2017 より筆者作成）

です.そのうえで,生後 6 日目までは 1 回の授乳につき 5〜10 mL/kg を補足します.補足量は必要量を考慮して医療従事者が母親と相談して決めます.乳汁分泌を減らさないように注意を払います.

　参考文献が見つからなかったという,今までの病棟のマニュアルの内容を,人工乳のメーカーのパンフレットと見比べてみたでしょうか.もしメーカーから提供された乳児用調製乳に関する取り扱い説明書に記された情報を病棟のマニュアルとしてそのまま採用しているのであれば,残念なことにその情報が母乳育児を困難にしかねないのです.

　それは,混合栄養か人工乳だけかに限らず,適切な人工乳の使用量や,人工乳をあげるタイミング,その後の赤ちゃんへの影響に対する質の高い科学的根拠自体が現在のところ乏しいからです.科学的に妥当な根拠に乏しいという意味では,メーカーが作成する取り扱い説明書は,医薬品,医療機器等の品質,有効性および安全性の確保等に関する法律（薬機法）に基づいて作成された添付文書のような,健康被害の補償までを見据えた書類ではないのです.

　○日目には体重 1 kg あたり○ cc の人工乳が必要だ,というような画一的な数字を定めて利用することは実際的ではありません.母乳が作られ始める時期も赤ちゃんに必要な量も個人差が大きいからです.

　もしかしたら,あなたが勤務している産院は今のところ「母乳育児がうまく

いくための 10 のステップ」に沿った母子の産後生活ではなく，例外を認めず
に母子別室としている状況でしょうか．今しばらくは継続して母子別室を続け
ながらでもできる，母乳育児を少しでも楽しくする母子のケアに興味がおあり
でしょうか．

　お産の前に母乳育児を希望する女性が 8〜9 割に達する現状[23]を鑑みると，
昼間だけでも母子同室することや，夜間でも赤ちゃんが欲しがれば授乳するこ
とを希望している女性に対して，その希望をできるだけ叶えるのはどうでしょ
うか．また，補足に搾乳を利用できるように手で搾乳する方法や，搾母乳を安
全に保存するために必要な情報を産後早期から提供をしていくことでも，作ら
れる母乳の量を増やせます．

　母子同室で希望するときにいつでも直接授乳ができることが最善ですが，母
子別室を続けるのであれば，搾乳をして出せる母乳の量を増やしておいて，退
院後早いうちに IBCLC などに直接授乳のためのケアをしてもらうこともご検
討ください．直接授乳や自分で搾乳ができることは，母乳の量を増やすだけで
なく，女性の自己効力感を保つ役割も果たします．また，赤ちゃんにとっては
「乳幼児の栄養に関するイノチェンティ宣言　2005 年版」[24]や，国連の「児
童の権利に関する条約」[25]で示された適切な母乳育児が行われる権利が守ら
れることにもつながります．医学的な理由がない限りは産後の母子を一緒にい
られるようにすることは，親子の人権を守るという眼差しからも重要なことで
す．

　母子別室を維持しながら一組一組の母子に対して細やかなケアをするよりは，
マニュアルを作成して行う母子同室のほうが，実際はより安全でより人手は少
なくてすむと考えられます．

　補足についての質問のはずなのに，回答が母子同室と母子別室の話であるこ
とに違和感を覚えたでしょうか．母子同室か別室かが重要であるのは，産後の
暮らし方によって退院の時点で出る母乳の量に差が出てしまうからです．出る
母乳の量が多ければ，補足は不要になるか少なくてすみます．

この質問の解決の ために湧く疑問	緑色の文字 が，現在の科学的根拠から 妥当と考えられる回答
ネット検索で得られる情報で 問題は……	解決することが多い　解決することは少ない むしろ悪化するかも　選んだサイトによる
母乳をやめてミルクに代える ことで問題は……	解決することが多い　健康な親子では解決するものではない むしろ悪化するかも
授乳のタイミングは適切か？	適切　時間があきすぎているかも 頻回に授乳しているかも
適切な授乳姿勢を知ることで この悩みは……	解決する　解決することもある 解決することは少ない　むしろ悪化するかも
子どもを小児科に紹介する 必要は？	あり（急ぐ　近いうちに）なさそうだ　状況による

解　説

　医師をはじめとした多くの周産期スタッフには，産まれてすぐから母乳だけ
で育つ子どもをあまり見たことがない人もまだ多いのかもしれません．早めに，
そして多めに人工乳を補足することを産後の入院中に教えられた女性は，退院
した後も人工乳がない育児をイメージしにくくなりがちです．赤ちゃんのほう
も，ゴムやシリコンの乳首と母親の乳首では飲み方が違うために，混乱してど
ちらかしか飲まないとか，どちらも飲めなくなることは珍しくありません．

　また，母子別室で，ルーチンで人工乳を利用する生活しか選べなかった産後
の女性では，自分自身の身体機能のひとつとして増やすためにたびたび母乳を
飲ませる機会や，赤ちゃんが母乳を飲みやすい授乳姿勢を工夫していく機会が
減ることになります．産後の女性は，たとえ安産だった人でも，お産に対して
自分の気持ちや行動をコントロールできなかったと感じて自分の能力を過小評
価していることが多いのです．女性たちは不安を抱えたまま新生児の命の責任
者になってしまいます．笑顔で過ごしている女性であっても，周産期スタッフ
のほうが自分よりも赤ちゃんのお世話にふさわしいと信じているかもしれませ
ん．

　この時期の女性の多くは，「赤ちゃんと一緒にいたい！」とスタッフに伝え
るのにもかなりの勇気を必要とします．ですから一緒にいたいという希望を言
葉にできたことに対しても「素晴らしいですね」，「赤ちゃんと一緒にいると楽

しそうですね」と肯定する必要があります.「赤ちゃんと一緒にいたいと伝えるのはワガママなことだと思っていました」,「スタッフから面倒くさい患者だと感じられるとつらいので口に出せなかったです」とという女性も珍しくありません.

　母子別室の歴史は病院で出産する人が増えてきた歴史とつながっています.「母乳育児のポリティクス：おっぱいとビジネスとの不都合な関係」[10] によれば,かつて米国の人工乳のメーカーは,スタッフの動線を短縮することを目的として,母子別室で管理できる病棟の設計図を無償で作成していました.けれどその際に,母子別室とすることで直接授乳の機会が減ると,母親の体で作られる母乳の量が減ってしまう可能性には言及していなかったのです.

　多くの施設のスタッフが,今もなお,母子別室は「産後の母親に休養を与えるシステム」だと信じている一方で,当事者である女性からの母子別室に対する感想として筆者が言われたのは「離れている赤ちゃんのことが気になった」,「おっぱいが張ってつらかった」,「言い出しにくかったけれど,眠ろうとしても眠れずに休息が思うように取れなかった」というものです.

　乳汁生成2期の進行を順調に進めていくには,プロラクチンやオキシトシンの力を使うためにも頻回授乳が有効です.母子同室ではそれが容易です.また,希望するとすぐに授乳してもらえる赤ちゃんからは不安そうな泣き方を聞くことは少なくなります.

　筆者が母乳育児支援をしてきた経験としての数字ですが,1ヵ月健診時点で母乳「だけ」の育児をしている人の割合は,どのような産後のケアのシステムであるかによって変わります.その割合は以下の通りです.

・夜間も自由に母子同室できる施設：7〜10割
・夜間は母子別室で時間を決めた授乳だが,希望する女性は昼間だけでも母子同室できる施設：6〜7割
・昼夜ともに母子別室で,昼間は3〜4時間ごとに直接授乳と補足をしている施設：3〜4割

　（このようなデータをすべての施設で同じ基準でとって公的に集積することは,これからの母子医療保健には必須だと筆者は考えています.）

多くの産院では，スタッフの数の少なさと，慣れ親しんできた母子別室によるケアが有用だと信じていることが原因で，母子同室のシステムに変えることに不安をもつ人が少なくないかもしれません．ですが，「10のステップ」（図3-1〈p.109〉，表3-1〈p.110〉参照）は非常によく考えられていますので，お産をする女性から希望があれば「10のステップ」のうち1つずつでも実施してみると，母子の心身の健康，病院の信用，そしておそらくは業務手順の改善にもつながっていくのを実感できるかと思います．

各施設では，少ないスタッフで周産期のケアをすることが多くなってきていると想像されます．これからも必要なケアに人手を回していくために，どのケアにどのくらい時間がかかるのかを知る必要があると考えました．そこで筆者の経験から得た印象をもとに表3-5を作成しました．母子別室の産院でスタッフが実施しているケアの中には，母子同室の施設では基本的には不要となるものも少なくありません．母子同室を開始すると，現状のケアに加えて病室で行うケアが上乗せになるだけではなくて，むしろ中止してもいいケアがいくつも出てくるのです．

多くの産院のスタッフはお産についてはとてもよく学んでいます．ですが母乳育児をはじめとした乳児栄養についての知識のアップデートが間に合っていないことは（IBCLCの視点から見ると）よくあります．

表3-5　**産科スタッフがケアに要する時間の比較**

	ほぼ母子同室	ほぼ母子別室
おむつ・着衣の交換にかかる時間	★ ☆ ☆ ☆ ☆	★ ★ ★ ★ ★
授乳姿勢の確認にかける1回の時間	★ ★ ★ ★ ★	★ ★ ☆ ☆ ☆
授乳の問題の解決までの時間	★ ★ ☆ ☆ ☆	★ ★ ★ ★ ★
哺乳瓶での授乳にかかる時間※	★ ☆ ☆ ☆ ☆	★ ★ ★ ★ ★
母親の乳房緊満対策にかかる時間	★ ☆ ☆ ☆ ☆	★ ★ ★ ★ ☆
新生児の初期嘔吐の対策にかかる時間	★ ☆ ☆ ☆ ☆	★ ★ ★ ★ ★

※ここで示しているのは，赤ちゃん一人一人に哺乳瓶で授乳した場合に要する時間です．母子別室において，コットに寝かせた新生児に1人飲みをさせると時間は短縮できますが，誤嚥による窒息のリスクがあります．また，赤ちゃんの望む方法で飲めるわけではないため赤ちゃんの尊厳が守られず，ルーチンのケアとしては推奨しがたいです．1人飲みはあくまでも応急処置といえるでしょう．

さらに昨今は COVID-19 の感染対策として，母子別室を選んでいる施設も存在します．ですが，そのときに参照しているガイドラインは，感染予防に関するエビデンスが少なかった頃のものではないでしょうか．母子やスタッフの感染予防については日々新しい情報が生まれています．今までの経験などから母子別室を選択する場合であっても，母子同室のほうが産生される母乳の量を増やすこと，母乳には母乳中に含まれる免疫物質により赤ちゃんの感染を防御する効果があること，そして母子がお互いの存在に慣れることができることの重要性を意識することが大切です．（世界の多くの学会や，国際機関のガイドラインでは母子同室の選択肢が母親にはあります．JALC のホームページでは，COVID-19 と授乳に関する情報を翻訳して掲載しています[26]．）

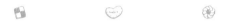

　この質問，そして次の質問（p.138）を育児する女性からではなくて**スタッフからの質問**として示したのは，健康で母子分離が不要な女性が「この母子別室のシステムで母乳が増えるのだ」と信じてケアを受けている現状があるため，そして母乳育児のストレスを減らすためには，スタッフの協力が不可欠だからです．

　母乳育児は昔からある育児方法ですが，母子別室と時間授乳が普及した今となっては，母乳だけで赤ちゃんを育てる方法は，むしろ科学的根拠に基づいて提唱された「新しい育児方法」で，周産期スタッフのパラダイムシフトを求めているように思われます．

　例えば，母子別室と同室のあり様を産婦人科の日常診療でよく行う子宮切除術に置きかえて考えてみましょう．ずっと開腹術で子宮切除をしてきて腹腔鏡での子宮切除はしたことがない医師が，術前の説明をするときに，（実際には開腹して子宮切除術を行うつもりなのに）腹腔鏡下子宮切除術を行うつもりであるかのように「1 cm ほどのキズがお腹にいくつか残るだけです」と伝えることなどはあり得ないはずです．母子別室で制限授乳をしてもらいながら，これは母乳の量を適度に増やすことのできる方法であると伝えるのはそのくらいの矛盾を含んでいます．

　（なお，「混合栄養のエビデンスを探るための研究をしよう！」と考える場合には，研究デザインを作る時点で倫理的な配慮が必要です．乳児の栄養に関す

る質の高いエビデンスのための介入調査を行うときには，2020年8月に米国医師会の機関紙のひとつであるJAMA Pediatricsに掲載された「人工乳を使った臨床試験の実施と報告についてのガイド」[27] などを確認する必要があります．また，母乳で育児することには母子にとって多くの利点があることは，すでに研究によって明らかになっています．ですから，母乳育児を希望する女性の赤ちゃんに強制的に人工乳を飲ませるような研究は倫理的な問題をはらむことに留意します．）

　人工乳を補足することは，表3-6に示したような医学的根拠がある場合でも，その後の母乳育児に影響します．そのため，人工乳を使用する前に母親の同意を得ることをABMなどは求めています．

　人工乳の補足は，赤ちゃんのアレルギーとも関係しています．牛乳由来の人工乳摂取によって牛乳アレルギーが予防できる可能性が示唆されている，とい

表3-6　補足の医学的適応

赤ちゃん側の適応 （絶対的適応）	赤ちゃん側の適応 （相対的適応）	母側の適応
・母子分離． ・赤ちゃんが先天奇形や疾患で直接授乳ができない． ・赤ちゃんが先天代謝異常． ・母親が授乳禁忌の薬剤を使用している場合．	・適切な授乳後も，検査室レベルでの低血糖が明らか． ・著しい脱水であるという臨床的根拠がある． ・赤ちゃんの体重減少が8〜10%あり，母親が産後5日以降も乳汁産生が遅れている． ・生後5日目でも胎便が続いている． ・乳汁分泌は十分だが，赤ちゃんが十分に摂取できていない． ・高ビリルビン血症． ・低出生体重児． ・栄養的に一時的に補足が必要である．（低血糖や脱水のリスクがあるが，まだ補足するのに必要な量の母乳が得られないとき．）	・授乳時の痛みに耐えられず，介入によっても軽快しない場合． ・産後5日以降も乳汁産生が遅れていて，赤ちゃんが必要とする量が得られない． ・原発性乳腺発育不全（原発性母乳分泌不全）である． ・乳房の病理学的な変化や，乳腺手術により乳汁の産生が少ない． ・乳汁の産生が遅れている． ・胎盤遺残がある． ・シーハン症候群を発症している．

（水野克己，水野紀子：母乳育児支援講座改訂2版．pp.149-150．南山堂，2017より筆者作成）

う報道をご覧になった方もいるかもしれません．混合栄養で育つ赤ちゃんにおいては少量の人工乳を使い続けることがその子の将来のアレルギーを予防する可能性がある，という内容です．ですが，それは本当に乳児のアレルギー疾患に対する有効な方法なのでしょうか．報道のもとになった論文 [28] にはいくつかの疑問点・問題点があり，JALC は「人工乳による牛乳アレルギー予防の可能性を示唆する報道等に対する JALC の見解」[29] を 2020 年 12 月 5 日に公開しています．

　この論文では，生後 3 ヵ月以降に少量の人工乳を与えた群ではアレルギー負荷試験陽性の子どもが少なかったという結果が示されています．ただし注目したいのは，この研究において生まれて最初の 3 日間に人工乳を飲んでいなかった子どもは 492 名中 31 名のみだったということ，そしてその 31 名は全員，負荷試験陰性だったということです．生後 3 日以内に人工乳を飲んでいなかったのは 492 名中 31 名だけであるという事実を，当たり前だと思う医師は多いかもしれません．ですが，「10 のステップ」をもとにした産後ケアでは，産後の退院までに人工乳を医学的に**必要**とする子は 1〜3 割程度だと示されています．ですからむしろ，生後 3 日目までに 9 割以上の赤ちゃんに人工乳を補足しているケアそのものを，アレルギー対策のひとつとして見直すときが来たのかもしれません．

5 産後の入院中に母乳育児を楽にする支援のコツ

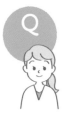

Q 　〇〇号室の、産後2日目（産んだ日が0日目）の☆☆さんの赤ちゃんの体重減少が7％になりました．人工乳を飲ませないといけませんか？

どんな人からの質問？

　お産から退院までのケアをする周産期スタッフからの質問です．赤ちゃんの体重が増え始めるまでの間に、補足を必要とするかしないかのアセスメントと介入について解説します．実際は看護スタッフのほうが補足についての院内のマニュアルについて詳しいことが多く、このような質問をドクターに投げかけることは少ないかもしれませんが、スタッフの知識や技術によって、対応に大きなばらつきがある部分でもあります．ここでの回答は、その母子のアセスメントの結果によって4つに分けられます（図3-6）．

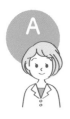

A 　体重は、赤ちゃんの健康を考えるうえで大切な観察ポイントですね．この7％減ったという数字だけでは補足の方法を決められませんから、体重以外に母乳の出方や、赤ちゃんの飲み方、お母さんの気持ちなどの様子を教えていただけますか．その情報から4種類の対応（A①〜④）からどれを選ぶのが好ましいか、検討しましょう．

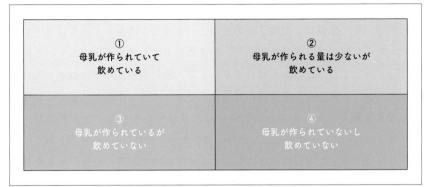

図 3-6 母乳生成量と赤ちゃんが飲んでいる量との関係

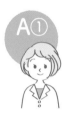

母乳が作られていて飲めている

　赤ちゃんは尿も便もよく出ていて元気で，☆☆さんはバイタル正常，子宮復古良好なのですね．

　ただ，授乳するときに☆☆さんは少し痛みを感じているうえに，授乳回数は多めでちょっとつらく感じている状況がわかりました．

　アセスメントしながら，赤ちゃんが欲しがっていると思えるタイミングで授乳している事実をまず褒めたのですね．素晴らしい支援です．

　その次は授乳の痛みの原因を洗い出してみるのはいかがでしょうか．赤ちゃんがどのように飲んでいるかは WHO の直接授乳観察用紙（表 2-2〈p.72〉参照）を用いて確認してみましょう．この用紙をもとにアセスメントすることで，問題を解決するための的確な情報が提供しやすくなります．痛くないように授乳できるようになると，赤ちゃんの口に一回で入る母乳の量も同時に増えてきますから，これからは授乳回数も減ることが多いでしょう．今は補足することよりも，痛くない授乳ができるような情報提供とエモーショナルサポートが大切な時期ですね．

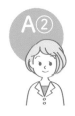

母乳が作られる量は少ないが飲めている

　　体重はまだ増え始めていないものの，赤ちゃんの尿は1日に3回くらい出始めていて，胎便の色も少し薄くなってきているのですね．☆☆さんはバイタル正常，子宮復古良好で今のところ授乳も痛くなくて順調に経過しているとのことなので，まずはたびたびの授乳を続けている事実をお知らせしたり褒めたりすることも含めた，エモーショナルサポートを中心にした対応でよさそうです．うまく飲みとれているようなので，補足の検討は明日になっても体重の増加が見られないときからでも遅くないようです．もし☆☆さんが搾乳することに興味をおもちならば，母乳の産生量を増やすことも兼ねて，手で搾乳する方法をお伝えしてみるのはいかがでしょうか．（参考までにお伝えすると，分娩時の輸液が多めだった場合には，赤ちゃんが全身的に浮腫みやすく，出生後の体重減少量が増えがちになります．）

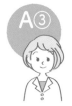

母乳が作られているが飲めていない

　　赤ちゃんは健康ではあるものの尿量が1日に2回くらいで，胎便に近い色の便がまだ出ている状態なのですね．一方で☆☆さんはバイタルは良好であるものの，おっぱいがパンパンに張って痛そうなのですね．授乳するときに赤ちゃんの口が滑って深くくわえるのが難しい状態になっているのを教えてくださってありがとうございます．

　　直接授乳を始める前におっぱいをシャワーであたためることや，RPS法（p.74参照）を行うことを提案してみると，授乳が楽になることが多いです．また，乳輪をやわらかくするためにも，授乳の前に手搾りで母乳を搾ってみるのも有効かもしれません．搾った母乳は哺乳瓶よりもカップで飲ませるほうが，哺乳瓶のような舌の使い方をせずにすむのでその後の授乳の痛みが出にくいです．1つ注意する点として，母乳を搾りすぎるとそのぶん母乳が作られすぎて，余計につらくなることもあります．ですから，あくまでも乳輪乳頭体の緊満を解除するまでの少量の搾乳をして，乳首がやわらかくなれば直接授乳してみることをお勧めしていくほうがよさそうです．もし授乳の痛みが強いならば，ロキソプロフェンやイブプロフェンが母乳には出にくい鎮痛剤として提案できます．冷罨法や温罨法のどちらで痛みに対処しても構いませんが，☆☆さんにと

ってより気持ちよいほうが望ましいです.

　また，直接授乳観察用紙によるアセスメントをして**うまくいっている点をお知らせする**ことは☆☆さんの自己効力感を守るのに役立ちます. 痛みがあるときには気持ちが落ち込みやすいですが，うまくいっている部分に気付くと気持ちが楽になることが多いです.

　今，人工乳を補足すると，授乳回数が減る可能性が高いです. そうなると作られた母乳が排乳されずにおっぱいが張って痛いだけでなく，乳腺炎や，乳輪乳頭体に適切に吸着してもらうことが難しくなったりするリスクになります.

　最終的には直接授乳ができるようになることが目標です. 乳房緊満を楽にするための，助産師さんによるいわゆる乳房マッサージと呼ばれる搾乳を中心とした対症療法もありますが，アセスメントに基づいた授乳姿勢と吸着の改善点の説明のほうが，☆☆さんが退院後に困らないためにもより有効そうですが，いかがでしょうか?

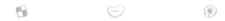

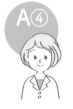

母乳が作られていないし飲めていない

　赤ちゃんはやや寝がちで，尿や便の量もまだ増えてきていないこと，☆☆さんは全身状態はよいものの，少し焦り始めている様子であることを教えてくださってありがとうございます. まずなによりも，赤ちゃんに母乳をあげようと頑張っていることをスタッフ全員で肯定していくことは，エモーショナルサポートの一環として重要ですね.

　☆☆さんを支える1つの方法として，痛くないように気をつけながら自分で搾乳をしていくことを提案するのはいかがでしょうか. その刺激そのものでゆっくりでも母乳が増えてくる人が多いですし，赤ちゃんも最初のうちはうまく飲めなくても，だんだんと飲むのがうまくなります. 授乳には練習が必要な親子がほとんどなのです. さらに，搾母乳が増えてくるまでは人工乳も補足に使うことについて☆☆さんと相談してみてはいかがでしょうか. 搾母乳の量が増えてくれば，人工乳をその量だけ減らしていくことができます. 一滴でも母乳をあげられたら母乳育児は成立していますから，決して焦る必要はありません. ですが，飲ませられる母乳の量が増えるならば，より母乳育児が楽になることでしょう.

この質問の解決の ために湧く疑問	緑色の文字 が，現在の科学的根拠から 妥当と考えられる回答
ネット検索で得られる情報で 問題は……	解決することが多い　解決することは少ない むしろ悪化するかも　選んだサイトによる
母乳をやめてミルクに代える ことで問題は……	解決することが多い　健康な親子では解決するものではない むしろ悪化するかも
授乳のタイミングは適切か？	適切　時間があきすぎているかも 頻回に授乳しているかも
適切な授乳姿勢を知ることで この悩みは……	解決する　解決することもある 解決することは少ない　むしろ悪化するかも
子どもを小児科に紹介する 必要は？	あり（急ぐ　近いうちに）　なさそうだ　状況による

解　説

　このQ&Aは，スタッフ全員が，お産した女性が新しい生活を幸せに過ごす
ために支援をしていこう，母乳育児を希望する女性が楽に母乳育児できるよう
に支援していこう，という認識を共有しているというスタンスに基づいていま
す．

　「10のステップ」による母乳育児支援と，人工乳なしでは運営したことのな
い病棟の慣習の間で板挟みになっている方は，このQ&Aを読まれても「ああ，
こんなにサクサク伝われば，お母さんの産後の生活がもっと楽になるのに」と
呟かれるかもしれません．一方で，人工乳をルーチンで使う施設で働く方は
「人工乳を赤ちゃんにあげることをどうしてそこまで避けるのですか？少ない
スタッフで人工乳を使わずにお産の安全を守れますか？」という疑問をもたれ
るかもしれません．（その疑問への答えは，このQ&Aを読んでいただければ
わかるかと思います．）

　近年，地域によってはお産をする施設を選ぶことが難しくなってきています．
そのような状況の中で，施設やスタッフによる方針に大きな差があり続ければ，
結果として産後の女性の心身の健康や生活の差になっていきますし，母子の愛
着関係にも影響していくかもしれません．

　日本では現在，出産する前の女性の8〜9割が母乳で赤ちゃんを育児するこ
とを希望しています[23]．また，母乳で育児したかった人が母乳育児が思ったよ

うにできないことと，産後うつとの関連も示されてきています[30,31].

　母乳育児をしたいという希望は，お産後の女性と赤ちゃんの心身の健康に関わる公衆衛生上の問題であって，単にライフスタイルの好みの問題とは言い切れません.

　この質問に対する回答は，単に人工乳を避けているのではないのです．お産をした女性が希望している母乳育児を実現するために，母乳の量を増やし，女性のストレスを減らそうとしているのです.

　赤ちゃんとの暮らしをより楽で幸せなものにするために施設が介入できることには以下のようなことがあります.
・妊娠・出産期を通じて母親に自信をもってもらうこと.
・作られる母乳の量を親子の能力を活かして増やすこと.
・赤ちゃんとのつきあい方を女性が覚える機会をもてること.
・授乳の痛みなどの苦痛を減らすこと.
・栄養の不足の有無を評価し，適切な補足方法を提案できること.

　そして，産後の女性が適切な情報を得たうえで，悩み事の対策方法を選べるよう後押しします．授乳に関していえば，女性の選択肢として，頻回授乳を続けるのか，補足するのか．補足には搾母乳か人工乳のどちらを使うのか，授乳姿勢や吸着が適切にできるような支援を希望するのか，などがあります.

　これらの介入にはたくさんの時間が必要そうで，「自身の勤める施設で採用するのにはムリがありそうだ」と感じた人もいるかもしれません．母子が授乳行動に慣れるまでは確かに時間を要します．ですが個々の母子が練習を重ねていくすべての時間に，スタッフが立ち会う必要はありません．苦労の原因となっている問題をアセスメントして，できるだけ容易に解決できる選択肢を提示するところまでがスタッフに求められる役割だからです．図3-7で示しているように，アセスメントと選択肢の提示には30分前後あれば十分なことが多いです．その間も，赤ちゃんは母親に抱かれて安心しておっぱいを飲むことができます.

　母子別室の場合には，産後2〜4日目に強い乳房緊満を認める女性が多くいます．その際にスタッフが提供できるケアにはどのようなものがあるでしょうか．いわゆるマッサージ手技で対応している施設は少なくないでしょう．その手技に必要な時間も多くの場合30分前後です．また，スタッフが搾乳して乳

「赤ちゃんがどんなふう
に飲んでいるか確認し
ていいですか？」

ケアの有効性について

（おっぱいは痛いみたいだけ
ど母子ともに健康そう．）

←母子を一組として観察することは女性に自
信と安心を届けるのに役立つことでしょう．

「赤ちゃんと密着できる抱き
方をされていますね．さらに
赤ちゃんの体が捻れていなけ
れば飲みやすそうです．」

←上手くできていることも忘れずに伝える
と，工夫する内容が伝わりやすいですね．

（赤ちゃんの体が捻れないよ
うな抱き方の工夫で，楽な方
法をお母さんと選べたわ．）

←このようにアセスメントをして解決につ
ながるわかりやすい選択肢を1つか
2つ提示できるのは重要ですね．そうす
れば赤ちゃんを育てる女性が問題解決の
ために自信をもって自分の行動を決める
ことができることでしょう．

（授乳はまだ少し難しそうだ
けど，授乳後に乳房痛もとれ
たわ．）

←適切な授乳姿勢，吸着ができると乳房緊
満による乳房痛の多くがかなり速やかに
改善します．

（もう少し練習が必要みたい．
明日も確認するよう申し送り
しよう！）

←1回でできないことは普通なので，スタッ
フ間で情報共有して，母親が納得して退
院できるまでをサポートしていきます．

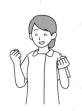

「おっぱいマッサージを
します．痛くて大変で
したね．」

「おっぱい，カチカチですね．」

←アセスメントは大切ですね．さらに赤ち
ゃんの様子はいかがでしたか？どのよ
うに授乳していたか確認していますか？

「私のマッサージで楽になり
ますよ．」

←頼りになる言葉のようですが，退院後に
おっぱいがカチカチになったときにあな
たがいない場合は，どのようにその女性
は対応していくと思いますか？また，
マッサージしてよいかについて女性の意
思を確認しましたか？

「ピュウピュウ母乳がとぶほど
出ていますね．これなら赤ち
ゃんがたくさん飲めますね．」

←ピュウピュウ出た貴重な母乳のうちのど
のくらいの量が赤ちゃんの口に入りましたか？
母乳が出ていても飲めない赤ちゃんもい
るので，この後に授乳姿勢・吸着のアセス
メントも行うと，退院後の女性が困ったと
きに役立つことでしょう．

「また，痛いときは私に声を
かけてくださいね．」

←これで対応は終わりではない！と伝える
のは大切ですね．さらにスタッフ間で情
報の共有もして，「私に声をかけてくださ
い」よりは「誰にでも声をかけてくださ
い」と伝えられると，より安心できますね．

図 3-7　スタッフに 30 分でできること

房緊満を解決するお手伝いをする施設もあることでしょう．搾乳も1回につき
おおよそ30分前後必要です．一方で，赤ちゃんはマッサージや搾乳が行われ
る間は母親に抱っこしてもらえません．

　ABM臨床指針第3号「母乳で育てられている健康な正期産新生児の補足の
ための病院内での診療指針．2009年改定版（2010年4月日本語翻訳）」では，
補足について以下のように述べられています[3]．

> 　母乳育児をしている女性の中には，初乳だけで十分かどうか疑問をもつ
> 人もいるかもしれず，また，矛盾した助言をもらっているかもしれないの
> で，母乳育児のための技術的援助をしたり，母乳育児の正常な生理につい
> て学習してもらったりして，支援や保証を提供することが役立つことがあ
> る．不適切な補足は，母親が児に必要な栄養を与えることができるという
> 自信を損なう可能性があり，不適切なメッセージとなって，母乳で育てて
> いる児に，自宅へ帰ってからも補足を続けることになるかもしれない．

　スタッフの中にも「こんなに少ない母乳では赤ちゃんに栄養や水分が足りな
い」と不安に感じる人がいるかもしれません．

　母子別室などの理由でルーチンで人工乳を使っている施設で働く場合，まず
出る母乳の量を増やすために，産院やスタッフに何ができるかを念頭に置いた
ケアが大切です．搾乳が増えれば補足量を減らすことができます．筆者の体験
からいえば，自分で搾乳することはお産後の女性に案外受け容れられやすく，
多くの人はすぐに補足に必要な量を搾ることができるようになります．結果的
には，必要なスタッフの人数が増えるようなことはありません．

　（自分で搾乳する際に参考になる情報としては，ラ・レーチェ・リーグ日本
の「手を使って母乳をしぼりたいのですが，どのようにしたらたくさんしぼれ
ますか？」[32]や筆者のブログ[33]などがあります．）

　母子同室を以前から採用している施設では，「生理的体重減少」（図3-8）の
ことや，「栄養が足りているサイン」，「飲みたいときに赤ちゃんが示すサイン」
などを入院時に，または産前の母親学級などで伝えていることが多いと思いま
す．産後はそれぞれの女性が，母親学級で学んだ内容を実感しながら，楽に授
乳できるように時間をかけて練習していくことになります．赤ちゃんの体重減

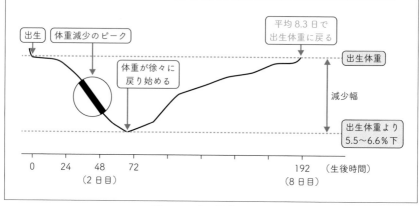

体重減少パターンを覚えておく

・一般に体重減少が最も大きいのは日齢1～2.
・最低体重到達日齢は生後48～72時間の間.
・日齢3には体重減少の程度が減るか，増加に転ずる.
・日齢4を過ぎても体重減少が続く＝乳汁産生が遅れている，児が適切に母乳を飲み
　とれていない.

出生 | 体重減少のピーク

平均8.3日で
出生体重に戻る

出生体重

体重が徐々に
戻り始める

減少幅

出生体重より
5.5～6.6％下

0　　24　　48　　72　　　　　　　　　192　（生後時間）
　　　（2日目）　　　　　　　　　　　（8日目）

図3-8　生理的体重減少

（水野克己，水野紀子：母乳育児支援講座　改訂2版. p.116. 南山堂，2017より）

少が続くときには，直接授乳のアセスメントと，赤ちゃんが飲みやすいような授乳姿勢・吸着やタイミングについて，スタッフが母親とともに検討することが役に立ちます.

母子同室をしていても，直接授乳のアセスメントや，母乳が不足しているかどうかの評価をせずに「自由に人工乳を使っていいです！」とか「とにかく母乳で！」といった極端な情報を伝える施設もまだ少なくはないようですが，母乳育児には本能だけではなくて，知識を得ることや模倣すること，うまくできていることを専門家に肯定的に伝えてもらうこともまた必要なのです.

たとえ母子別室の施設であっても，お産直後からそれぞれの女性に搾乳の方法を伝えて，授乳姿勢・吸着のアセスメントを行ったうえで補足の提案ができるならば，母乳育児をしたいという女性の希望をかなえやすくなります. 授乳姿勢・吸着のアセスメントと工夫方法の提案は，慣れると1回の授乳時間程度で実施できるようになります.

母乳の量を増やすためにここまで述べてきたことを，表3-7にまとめまし

表 3-7　母乳の量を増やすための介入（筆者の私見）

	母乳の量を増やすために効果的な介入	施設における介入のポイント	母乳の増えやすさ
母子同室	痛みのない授乳姿勢・吸着のアセスメントと情報提供.	支援方法をスタッフが共有する.	◎
母子別室	夜間の直接授乳を禁止しないことや搾乳の利用で，母乳の量は増やし得る. 赤ちゃんが欲しがるたびの授乳ができることは有効な介入になる.	母子同室の希望があればオプションとして採用できるように，ルールを見直す.	×～◎ 支援者次第である.
いわゆる乳房マッサージ	手技により1回に直接授乳できる量相当の排乳効果は期待されるが，行っていない施設も多い. もし行うときは痛みを伴わないこと，排出した母乳を補足に使うことが重要. 搾乳の仕方も説明して，女性自身に施術を受けるか選択してもらう. 施術による分泌過多を引き起こさないよう注意する. 必ず適切な直接授乳が重要であることを伝えて施術する.	ルーチンでの専門家による搾乳をせずに運営されている施設は多い. 一人一人の女性に対して実施をするかどうかは本人とその都度相談して決定する必要がある.	△～○ 授乳姿勢・吸着・授乳方法のアセスメントとペアで行う. 分泌過多を避ける. いわゆる乳房マッサージだけを行っても，赤ちゃんの哺乳行動が変わらないと有効な授乳につながりにくい.
乳頭保護器	出る母乳の量を「減らし得る」デバイスだと意識して使う. 適切なサイズと装着法を伝える. 直接授乳とは飲み方が異なるため，**使い始めた場合は外せるまでフォローが必須**.	乳頭保護器よりも搾乳のほうが母乳産生量を増やすのが容易であることを認識する.（母乳を増やすのに有効なのは適切な直接授乳＞搾乳（カップ授乳）＞搾乳（ほ乳瓶）＞乳頭保護器の順番である.）	△ 母乳が増える前は使えない. 増えてからも減りやすい. 使用により痛みがあると母乳が減ることもある.（痛むときは使用不可.）
搾乳	搾り方を説明して，母親が自分で搾れるようにする. スタッフが搾る場合は痛くないように実施し，搾りすぎに注意する.	冷蔵・冷凍保存する際の記名・採取時間記入などのルールを決めて，誤投与を防ぐようする.	○～◎ 母子分離が医学的，社会的（帝王切開後など）に必要なときでも，母乳量を増やしやすい.

（表続く）

表3-7　母乳の量を増やすための介入（続き）

	母乳の量を増やすために効果的な介入	施設における介入のポイント	母乳の増えやすさ
母親の食事	授乳婦の食事の総摂取カロリーは妊娠前 +350 kcal が必要．授乳中の食事は清潔でバランスが取れていれば，食べてはいけないものはない．	多くの施設で和食を勧めているが，有効性を示す根拠はない．	×〜△ 食事を変えても，出る母乳の量は変わらないが，母乳中の脂質の組成は変わる．
飲　水	口渇を感じない程度に飲む．ただし飲み過ぎると乳房の浮腫などにつながり，結果として母乳産生量が減少することもある．	施設内では水やお茶を飲みやすいように準備しておく．	飲水によって母乳の量は変わらないが，口渇を感じれば，小まめに飲水するよう促す．

た．施設として採用できそうな方法があれば，1つでも母乳育児支援の病棟マニュアルに入れることを検討してください．

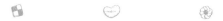

　母乳が作られていてもうまく飲みとられていない間は，搾乳で母乳を乳房から排乳して作る量を増やし，乳輪をやわらかくして赤ちゃんがくわえやすいようにしていくと，母子同室か母子別室かにかかわらず後の母乳育児が楽になります．

　女性を中心に考えたときには，退院後に自信をもって生活するために，問題を解決するための手段を手に入れることが欠かせません．その手段は授乳姿勢・吸着をアセスメントし，工夫できる点を確認することで十分に提供できます．筆者はいわゆる乳房マッサージを行わずに母乳外来を実施してきていますが，困ったことはありません．マッサージが上手な助産師さんのその技術は素晴らしいものですが，一方で世界に目を向けてみると，乳房を直接触るケアを行わない助産師が大半であるような国もあります[34]．

　適切なタイミングで，適切な授乳姿勢・吸着で授乳できていれば，途方に暮れるほど赤ちゃんが泣くようなことは（もともと育てにくいタイプの赤ちゃんでなければ）日に日に減っていきます．

余談ですが，筆者の友人の助産師さんが新生児の診察をしている小児科医に「赤ちゃんって表情を使ってお母さんを動かすのがうまいですよね」と話しかけたところ，「え？　赤ちゃんはしゃべらないし，表情なんてありませんよね？」と返されたそうです．赤ちゃん思いの医師でさえも赤ちゃんの表情に注意をはらっていなかったことに友人は驚いたそうです．もちろん，表情を読みとる技術や能力は必須ではありませんし，赤ちゃんの気持ちをすべて推し量ることは誰にとっても不可能です．ですが，スタッフが図3-5（p.124）などを利用して赤ちゃんの基礎的な表情を読み取れるように練習していくことは，育児を楽にするきっかけになります．

飲み終わっても泣くのは，母乳が足りないから？

6

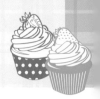

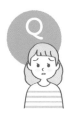

Q

1ヵ月健診で問題はないと先生はおっしゃるのですが，授乳したあとも赤ちゃんが泣きます．母乳が足りていないのでしょうか？

妊娠40週で産んだときの赤ちゃんの体重は3,200gでした．産後5日目（産んだ当日が0日目）に退院したときの体重が3,040gで，産後28日目に受けた1ヵ月健診では4,535gでした．これは退院した日から1日65gの体重増加です．授乳は母乳だけを1日に12回直接飲ませています．

毎日，赤ちゃんの排尿でおむつを12回以上替えて，便はゆるゆるのものが5回，たくさん出ています．

でも，授乳後にもよく泣いています．それによく母乳を吐きますし，やっぱり足りていないのでしょうか？

> **どんな人からの質問？**

　母乳だけで育児している女性からの質問．赤ちゃんは順調に成長しているにもかかわらず，母乳不足感に悩む女性からの質問です．1日あたりの体重増加は問題なくても，育てている母親がそれを実感できていない状態です．このような悩みをもつ女性では，早めに母乳育児を止めることも珍しくありません．母乳だけで育てている女性にかぎらず，混合栄養や人工乳だけで育てている女性もこの悩みをもつことがあります．

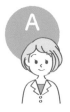

A

　お産後ずっと，赤ちゃんにおっぱいをたくさんあげようとなさってきたのですね．

　赤ちゃんの栄養不足は困りますから，足りているかどうかを確認することは重要です．なのでそういう不安を感じたことを教えてくださってありがとうございます．赤ちゃんを守るために一生

懸命だった，赤ちゃん思いの日々なのですね．

　赤ちゃんが授乳後に吐いて泣き続けるのは，母乳が足りないからなのではないかと心配されているのですね．退院したときからの体重増加は，ラ・レーチェ・リーグのインフォメーションシート「赤ちゃんは十分に母乳を飲んでいるかしら？」[14]によると，1ヵ月健診の時期では1日あたりの体重増加が平均で25〜30 g あれば問題ないですから，1日65 g 増えているのであれば母乳の不足はなさそうです．

　（たいてい，ここでほとんどの人が笑います．「そうですよね．今日の体重計測で赤ちゃんが重くなっていましたね．どうも心配は要らなさそうですね」と．）

　そう頭では理解しても，赤ちゃんが泣き続けると不安に思われるのですね．そのようなときは他にどのような理由で泣きそうなのか振り返ってみませんか．例えば遊んでほしいときや抱っこしてほしいとき，暑いとき，お洋服の中がチクチクして痛いとき，眠いときにも泣くことでしょう．また，お客さんが来た後などは，新しい刺激を一気にたくさん受けて気持ちが高ぶって落ち着かないことに，赤ちゃん自身も困っているかもしれません．赤ちゃんがしつこく泣くときには，そっと抱っこして目を見つめて語りかけたり，オモチャなどを見せてみたりするのも役立つこともあります．

　赤ちゃんが母乳を吐くのは，胃の内容物の食道への逆流を防ぐ仕組みがまだ弱いという，赤ちゃんの体の形や働きの未熟さが原因です．逆流してきた母乳で赤ちゃんの喉がゴロゴロいうことが気になるかもしれません．ですが，母乳の中には殺菌成分が含まれていて，逆流してきた母乳はばい菌やウイルスから赤ちゃんを守るという大切な役割を果たしているのです．とはいえ，吐くときの不快さは大人と変わりません．そのときには母乳にせよ搾乳にせよ人工乳にせよ，何かを追加で飲ませるよりは，胃の内容物が逆流しないような姿勢で抱っこしたり，頭を高くした姿勢でベッドに休ませたりしながら胃の内容物が消化されるまで待つほうがよいでしょう．ある程度待つと，胃の中の母乳が消化されて腸に移動していくので吐かなくなります．もちろん，抱っこして背中をさすりながら「たくさん飲んで，すごいねえ！　お腹がパンパンだから楽になるまでちょっと待ってみましょうね」などと語りかけてみると，ご自身も安心できるかもしれません．

　成長するのに従い飲みとる量のコントロールができるようになる子もいるし，

しばらくは飲んでは吐くことを繰り返す子もいます.

　ここで足りないのではないか,と焦るあまり人工乳を足す方法を選んだとします.結果として赤ちゃんは余計に吐いて逆に泣き続けてしまうでしょう.また吐かなかったとしても,栄養的には必要ではなかった人工乳を飲めば,母乳を飲む量が減っていきます.つまり,作られる母乳の量が減ることにつながります.また,人工乳を飲む際に哺乳瓶を使うと,おっぱいからの直接授乳よりも哺乳瓶から飲むことを好むようになる赤ちゃんも珍しくありません.

　赤ちゃんは母乳だけを飲んで健康に1ヵ月健診を迎えました.母乳育児を希望されているのでしたら,このまま人工乳を使わなくても問題はなさそうですね.

この質問の解決のために湧く疑問	緑色の文字 が,現在の科学的根拠から妥当と考えられる回答
ネット検索で得られる情報で問題は……	解決することが多い　解決することは少ない　むしろ悪化するかも　選んだサイトによる
母乳をやめてミルクに代えることで問題は……	解決することが多い　健康な親子では解決するものではない　むしろ悪化するかも
授乳のタイミングは適切か?	適切　時間があきすぎているかも　頻回に授乳しているかも
適切な授乳姿勢を知ることでこの悩みは……	解決する　解決することもある　解決することは少ない　むしろ悪化するかも
子どもを小児科に紹介する必要は?	あり（急ぐ　近いうちに）　なさそうだ　状況による

　研修医時代の筆者は，まだ母乳育児支援に興味をもっていませんでした．当時，筆者が勤務していた病院の院長先生はすでにかなり前から母乳育児支援を行っていたため，1ヵ月健診にいらした女性は，そのほとんどが母乳だけで育児していました．ところが1ヵ月健診時点では母乳だけで赤ちゃんの体重増加がよかった女性の多くが，産後3〜6ヵ月頃に子宮頸がん検診などで受診された際には，人工乳だけの育児をしていました．そのことに，筆者はその病院から移動したあとにも疑問をもち続けていました．彼女たちは本当は母乳で育てたくなかったのだろうか，それとも母乳が減ったのだろうか，と．

　その後，IBCLC に認定されるための単位を取得するため受講した International Lactation Consultant Association（国際ラクテーション・コンサルタント協会，ILCA）のオンライン講義の中で，赤ちゃんの体の成長の早い時期には，母乳を吐きやすい現象があることについての説明がありました．解剖学に基づいた新生児の食道や胃の未熟性の問題や，胃液は新生児でも pH 2 程度だから胃の内容を吐くことは赤ちゃんにとっても不快である，などの内容でした．そこから，たくさん母乳が出ていた女性がすぐに母乳を止めていた事情が腑に落ちたのです．「そうか，彼女たちは赤ちゃんが母乳を吐くことの理由や対応法を知らなかったし，対応策を伝えるはずの立場にいた筆者自身も知らなかったのか．彼女たちは赤ちゃんが授乳後に泣くたびに不安になって人工乳を足してみたのかもしれない．それをきっかけに母乳の量が減ったり，飲み方が変わったりして，赤ちゃんが母乳を飲まなくなったのだろう」と気付いたのでした．

　飲んだ乳汁を吐いてしまうことへの対応として，吐きにくい姿勢で抱っこしてあげることで楽になる赤ちゃんは多いです．大人でも，宴会などでお酒やビールを飲み過ぎて吐きそうなとき，その気持ち悪さをどうにかするために手当たり次第に水やビールをがぶがぶ飲んで，ますます吐く人がよくいます．赤ちゃんも，吐いて気持ち悪くなるより飲むほうがいい！という選択をすることは珍しくありません．栄養不足を示す理学的所見がない場合であれば，赤ちゃんが落ち着くのを「待つ」，胃の内容が消化されるのを「待つ」という選択肢を医師が伝えられれば，女性の不安の軽減につながります．

　母乳不足感を訴える女性は，適切な情報をもっているか否かにかかわらず

「どうしてこの子はこのような行動をするのだろうか」と考え続けて，より不安を重ねやすいです．栄養不足でないことは大切ですから，赤ちゃんの栄養不足を心配したこと自体をまず肯定的に認めます．

　一般的に，不安を感じて情報や方法を探すときには，すぐにできそうな気がするものを採用しがちです．そして，集めたり解釈したりするのに時間がかかりそうな科学的根拠のある解決方法は避けがちです．そのすぐにできそうな情報が結果的に適切なものであったならよいのですが，適切でない情報に基づいて行動を変えてしまうと，問題解決は遠のきます[35]．すべての女性にお産までに乳児栄養の問題解決方法を伝えられているとベストですが，1ヵ月健診時の短時間の会話からでも伝わるものはあります．

表 3-8　**母乳不足感への対応**

母乳不足感の原因	その対応
授乳後に赤ちゃんが泣いたり，吐いたりする．	赤ちゃんの頭を高くした姿勢で抱っこをする．欲しそうにしていてもすぐに授乳せずに少し待ってみる．飲んだ量をすべて吐いてしまうことはないと伝える．赤ちゃんの理学的所見に問題がない場合，のどでゴロゴロ鳴る母乳は赤ちゃんを感染症から守っている可能性もあることを伝える．
おっぱいが張らなくなった．	乳汁生成3期になると飲みとられた量と同じ量の母乳が作られるようになるので，乳房の張る不快感がなくなる人が多い．赤ちゃんの排尿や排便の様子が変わらないときは母乳自体は足りていると伝える．
搾乳しようとしても少量しか搾れない．	赤ちゃんは搾乳するよりもたくさんの母乳を飲みとる能力をもつ．母乳だけで育てている女性でも自分で搾乳するときは1回に30〜40 mL搾るのが精一杯な人は多いことを伝える．ずっと搾乳だけを続けていてだんだん出る量が減ってきた人でも，直接授乳を行えるようになると母乳の量はまた増え始める．
飲んだ後も指やおしゃぶりを舐め続けている．	尿や便の量や様子が変わらないならば，母乳が足りないのではなくただ遊んでいるだけのこともあると伝える．指を舐めるのとおっぱいを飲むのは別のものだとみなす赤ちゃんがいることを伝える．
授乳するときに赤ちゃんが手でおっぱいを押しのける．	赤ちゃんが飲みにくい授乳姿勢のときによくみられる行動．赤ちゃんも飲みやすくなるように母の動きに協力しようとしているのかも．授乳姿勢を数 cm，数度変えるだけでも，押しのけるような行動はなくなりやすい．

健診時の限られた短い時間でも届けられそうな，母乳不足感の対応法を表3-8に示しています．ここに書いている対応のうちの１つか２つかを伝えることで不安が解消して，安心して母乳育児を続けられる女性は多いです．医師が赤ちゃんが健康であることを診断したうえで解決策を簡単に伝えたあと，さらに詳しい説明のできるスタッフ，IBCLC，ラ・レーチェ・リーグのリーダーなどからフォローがあることで，女性たちはより安心して育児できることでしょう．

　また，対応法に加えて，吐乳や溢乳の仕組みを知っておきます．「母乳育児支援講座」では吐乳と溢乳について表3-9のように解説されています．このような形態学的・免疫学的な知識をもった医師から伝えられる説明があれば，女性たちは自己効力感をもって生活していけるでしょう．

　母乳不足感に悩む女性が自分の疑問を，インターネットで検索したり，母子医療保健従事者に尋ねたりした場合に，「母乳不足なので人工乳を足しましょう」という回答は非常に多くあります．それは母乳育児をしている女性に対して，「あなたの体は母乳を出す能力が低い，またはない」と言外に伝えてしまうことにもなり得ます．その結果，足した人工乳を赤ちゃんは喜んで飲んだよ

表3-9　吐乳と溢乳について

吐　乳
・新生児〜乳児期前半の胃袋は捻れていることが多い（軸捻転）．胃袋は２つの袋にわかれた状態であり，下の袋まで流れた母乳は食道のほうに戻りにくいが，上の袋に留まる母乳は体の姿勢を変えるだけでも胃から食道→口に戻りやすい． ・生後半年くらいで逆流は減る． ・吐乳の対策としては，ゲップが出たあとも 30 分くらい縦抱きにするか，母親の腹部から胸の上に赤ちゃんを腹臥位にして抱っこすることを勧める． ・生後 2〜3 週から吐くようになりだんだん噴水のように吐くようになる病気として「肥厚性幽門狭窄症」があり，この状態になると抱く姿勢などでは改善しないため小児科受診が必要である．

溢　乳
・病原体が初めに接触するのは咽頭であり，この部分を母乳が何度も流れることは感染予防の点からも意義があると推測される． ・母乳に含まれる免疫物質，中でも母乳中の IL-6 は咽頭リンパ節を刺激して粘膜免疫能を高めることが知られている． ・乳汁を飲み込むことも有効であるが，溢乳などにより母乳が胃から逆流することも，咽頭上部・下部への病原体の侵入を防御していると考えられる．

（水野克己，水野紀子：母乳育児支援講座　改訂 2 版．p.65, p.362. 南山堂，2017 より筆者作成）

うに見える→さらに足りないことに確信をもって人工乳を足し続ける→だんだん母乳を直接飲むのをいやがるようになる→（母乳は出ていたのに勘違いして）出ていない母乳を無理にあげてごめんなさい，と落ち込んでしまう，ということになり得ます（図 3-9）．

わが子に母乳をあげたいと思い，しかも実際には母乳が出ている女性が「ごめんなさい」と思ってしまうような支援は，健全ではないと筆者は思います．

医師全員が乳児栄養についての適切な情報をもっていれば，こうした母乳育児を希望した女性たちの不要な失望が減ることでしょう．それは育児する女性や赤ちゃんの尊厳を守るのみならず，医師自身の尊厳をも守ることにつながります．

よくあることですが，当たり前でありふれた事象について女性が相談したとき，専門家と見なしていた相談相手の人たちがその事象について知らず，誤って病的な状態であると診断することがあるかもしれません．母子の心身の健康のためにも，そのような「専門家が作りだしてしまった病的な状態」は減らしたいものです．

人が妥当な情報をもとに行動を決めることは，正しい地図をもって新しい土地に行くことに例えられます．東京ドームに行きたい人に，日本武道館周辺の地図を渡す人はいないことでしょう．また，正しい地図を渡すとしても誤った駅で降りるような指示はしないはずです．

ところが育児している女性は，目的地に辿り着きにくい地図や，誤った降車

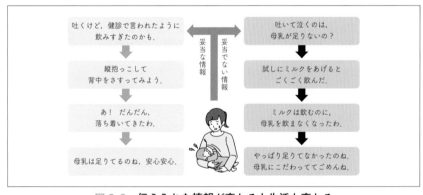

図 3-9　**伝えられた情報が変わると生活も変わる**

駅を示したりする情報を，医師や助産師，看護師などの国家資格をもつ人から善意により届けられることがしばしばあります．

　もっとも，東京ドームは大きく特徴的な形状をしています，適切な駅で降りさえすれば，上のほうを見上げていれば自力で見つけられる人もいるでしょう．その場合地図がなくても，地図が間違っていてもさして困らないかもしれません．また，以前に東京ドームに行ったことがある人ならば，その形や大きさ，最寄り駅を知っていて，地図を使わずともたどり着けるかもしれません．2 人目以降の育児を，そのように進められる人もいます．

　赤ちゃんと暮らす女性の周りには役に立ちにくい情報があふれています．

　図 3-9 に示したように，伝えられた情報が妥当なものであるかどうかによって，その後の生活は変わります．私たち医療従事者は，女性の生活が楽しく快適なものになるよう，正しい地図を，正しい説明とともに手渡していきたいものです．

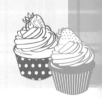

混合栄養です.
人工乳の減らし方は?

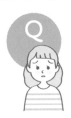

Q 　母乳育児希望でしたが,入院中からずっと粉ミルクも使って育児していました.1ヵ月健診で赤ちゃんの体重がよく増えていたので,助産師さんに「母乳育児希望ならばもう人工乳を減らしても大丈夫ですよ」と言われました.どうやって減らしたらいいですか?

　妊娠40週で産んだときの赤ちゃんの体重は3,200 g,5日目(産んだ当日が0日目)に退院したときの体重が3,040 gで,お産して28日目に受けた1ヵ月健診では4,075 gでした.退院してから1日45 gの体重増加がありました.授乳は直接授乳で7回あげた後で,毎回人工乳を60〜80 mLあげています.

　赤ちゃんの排尿でおむつを1日に6回替えて,便は2回,ゆるゆるのがたくさん出ます.

どんな人からの質問?

　出産の前には母乳育児を希望していた,混合栄養をしている女性からの質問です.「10のステップ」に従った産後の生活をしている人でも,母乳が出始めるのがゆっくりで,1ヵ月健診頃になってから人工乳を減らすことができるようになる人もいます.母子の健康上の理由や,病院のシステム上の理由で産後を母子別室で過ごした女性が,入院中から使っている人工乳を少しでも減らしたいと希望することはよくあります.

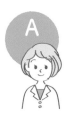

　　お産前から母乳育児を希望していて，1ヵ月健診でそろそろ人工乳を減らせるかを助産師さんに尋ねたのですね．ここまでよく頑張って育児をなさいましたね．母乳は出ているみたいだけれども，どのくらい減らしても大丈夫なのかについての質問，ということでよろしいでしょうか．

　母乳育児は母子の健康に役立ちますが，補足の必要があるときには搾母乳や人工乳などで栄養が足りるようにすることも重要です．（具体的な補足量は表3-4 参照．）栄養不足を避けながら，人工乳を減らすための判断に役立つ赤ちゃんの様子をわかりやすく伝えてくださり，ありがとうございます．（1ヵ月健診では，これらの数値はルーチンで母子手帳に記入されていることでしょう．）

　退院したときからの体重増加は，ラ・レーチェ・リーグのインフォメーションシート「赤ちゃんは十分に母乳を飲んでいるかしら？」[14] によると，1ヵ月健診の時期では1日あたりの体重増加が平均で25〜30 g あれば問題ありません．現在の時点では，1日あたり45g 増えていますから，赤ちゃんが飲んでいる母乳と人工乳の総量に不足はないようです．

　さて，母乳は出産後9日くらい経った頃からは飲みとられた量，搾られた量に従って作られる量が決まります．ですから，母乳の量を増やしながら，徐々に人工乳を減らしていけると安全です．今，使っている人工乳の量は1日に420〜560 mL くらいなので，人工乳の量をここから少しずつ減らすことを検討しましょう．

　人工乳を減らすときは次の2つの方法が使いやすく安全です．

①：人工乳を1日の量全体から50 mL 減らしてみる，あるいは人工乳をあげる回数を1回減らしてみて，直接授乳の回数を1日あたり2〜3回以上増やします．赤ちゃんの尿と便との様子が変わらないことを確認しながら，赤ちゃんの欲しがるサインに応じて授乳していきます．1〜2週間して赤ちゃんが欲しがる回数が少し減ってきたら，再度人工乳の回数を1回減らす，ということを繰り返していきます．
②：搾乳できた量だけ，足していた人工乳を減らす方法です．

それぞれの欠点は次の通りです．

①：授乳回数が増えます．
②：搾乳に時間がかかり，保存方法の知識や道具が必要です．

　それぞれの方法について，もう少しくわしくご説明します．

　①では，授乳回数を増やすうちに，1回に出せる母乳の量が増えてきます．出る量が増えれば，授乳回数は落ち着いてきます．最初は，回数が増えたことに少し驚くかもしれないですね．足りているかどうかは，産後の入院中と同様に，排尿と排便の様子の変化に注目することで判断できます．

　赤ちゃんが欲しがるサインに注目して直接授乳回数を増やす方法では，赤ちゃんの要求に応えていくので，時計や計量カップは使いません．授乳回数が増えるということは，赤ちゃんの目線から見ると「欲しい！」とまわりの大人に主張すればその希望がかなう経験を重ねることになります．ですから，自分が働きかければ快適さを得られるのだと学ぶ機会にもなります．このことは体の栄養のみならず，心の栄養としても重要です．つまり，赤ちゃんに世の中が安心な場所だと伝えることになるのです．

　②では，1回に10〜20 mLくらい搾乳するのにも20〜30分かかることは珍しくありません．搾れる量も搾るたびに変わります．大まかな生活としては，少量でもいいので5〜20分くらい搾乳する→直接授乳する→搾乳と人工乳をそれぞれ別のカップで飲ませる（総量はまずは今まで通りの量とする），となります．

　長く搾乳するよりも**短くてもたびたび搾乳する**ほうが出る母乳量が増えるのが早くなりますし，疲れにくいでしょう．リラックスして搾乳できると特に効果的です．することは増えますから，あなたの代わりに家事をしてくれる人がいたほうが安心です．この方法は，どのくらいの量が赤ちゃんに届いているかが見えやすくなります．同時に直接授乳することを続けていけば，搾乳はいつか止められます．

　搾った母乳を先に飲ませることで，貴重な母乳の多くが赤ちゃんの口に入ります．母乳と人工乳を混ぜると母乳中のリゾチームの殺菌の働きが落ちるという報告もあるので [36, 37]，人工乳とは別のカップや哺乳瓶で飲んでもらうこと

をお勧めします.

　どちらの方法を選んだ場合でもありえることですが, 直接授乳の後で毎回必ず哺乳瓶で人工乳をあげ続けていると, 徐々に母乳を直接飲むのが難しくなってくる赤ちゃんもいます.

　出す母乳の量を増やすことが, 人工乳を減らすのに重要なポイントになります. 母乳を増やすために①と②のどちらの方法が, ご自身にとってやりやすいでしょうか. どちらの方法のほうが優れている, ということはありません. できそうな方法で, やってみてくださいね. そして, どちらを選んでも, 母乳の量や飲み方について自信をもつために, 2〜4日後に改めて赤ちゃんの体重を量りにいらっしゃるのはいかがでしょうか?

　ラ・レーチェ・リーグには搾乳の保存方法や飲ませ方も含め, 母乳を増やして, あなたを勇気づけるのに役立つ情報がたくさんあります. この小冊子やサイトも確認してみてくださいね [38, 39].

・小冊子「母乳の出が良くなる方法」：母乳を増やすための情報がまとめられています.

・授乳のヒント　https://llljapan.org/binfo_index/

この質問の解決のために湧く疑問	緑色の文字 が, 現在の科学的根拠から妥当と考えられる回答		
ネット検索で得られる情報で問題は……	解決することが多い （解決することは少ない）むしろ悪化するかも （選んだサイトによる）		
母乳をやめてミルクに代えることで問題は……	解決することが多い （健康な親子では解決するものではない）（むしろ悪化するかも）		
授乳のタイミングは適切か?	（適切）（時間があきすぎているかも）頻回に授乳しているかも		
適切な授乳姿勢を知ることでこの悩みは……	（解決する）（解決することもある）解決することは少ない　むしろ悪化するかも		
子どもを小児科に紹介する必要は?	あり（急ぐ　近いうちに）（なさそうだ）状況による		

母乳不足や母乳不足感，補足の量に関する不安に対応するときには，次の**2つの条件**を意識できると，栄養不足や母乳分泌量が減少するリスクを小さくできます．

①足りているかどうかを，赤ちゃんの**排尿と排便との様子**から確認します．排尿に関しては，紙オムツのお知らせマークの色が変わるくらいの量が（産後3日目以降では）1日6〜7回，排便も1日の総量がしっかり出ていれば，足りていると評価します．生まれてすぐであれば，胎便の黒っぽい色が産後3日目くらいに黄土色から黄褐色に変わってきます．これも，栄養が足りているかどうかの指標としてわかりやすい情報です．

②母乳分泌量や授乳自体に問題がなさそうならば直接授乳の回数を増やします．哺乳瓶であげる**人工乳を1日につき1回減らしたら，直接授乳を1日あたり2〜3回増やす**，という方法がスムーズです．産後3〜4ヵ月くらいまでであれば1週間くらいかけて母乳の量がゆっくり増えてきます．その先も授乳回数を増やすと母乳分泌量は増えるのですが，その増え方は個人差が大きくなってきます．

解　説

補足の減らし方

　本来は，このような質問が不要なように，補足を開始する時点で減らし方の説明をしておくことが望ましいです．補足の減らし方については「母乳育児支援講座　改訂2版」に詳しい解説があります（表3-10）．そこでは，まず人工乳を1日あたり50 mL減らして授乳回数を増やし，2〜4日後に赤ちゃんの体重を量る方法を提案しています．人工乳を1回に100〜200 mLと多めに補足している場合もあるので，その際は1回あたり何mL減らすかも提案できるとよりわかりやすく安全です．

　人工乳の減らし方に正解はありません．ですが，女性が自分で考えて決められるような選択肢を示すことができると，どの方法を選んでも女性に自信をもってもらいやすくなります．欠かさず伝える必要があるのは次の2点です．

表 3-10 **補足の減らし方と注意点**

補足量の減らし方

① 24 時間の補足全量から 50 mL ずつ減らしていく.
　・この量を数回の授乳に分けて減らす.
　・この減らした補足量で 2〜3 日間続ける.
② -1　赤ちゃんがこの量で満足しているようで, 1 週間で 125 g 以上の体重増加がみられるようならば, 再び同じ量を減らす.
② -2　赤ちゃんが空腹の徴候をみせ, 体重の増加がみられないようならば, 補足量は減らさずに, もう 1 週間様子をみる.
③赤ちゃんが引き続き空腹の徴候をみせるか, またはもう 1 週間体重増加がみられないときは, 補足量を減らす前の量に戻す.

フォローするときの注意点

・体重増加だけでなく, 乳汁産生量と乳汁移行が増加してきているサインを母親と確認する.
・赤ちゃんの体重や母乳量のモニタリングを通じて, 母親に今行っていることの効果を伝え, 母親のやる気と自信が増すように心がける.
・赤ちゃんの体重増加が少なく, 補足が必要なときは, 体重が増加するまで補足量を減らさないようにする.
・乳汁分泌量が十分となり補足が減らせるようになれば, 体重をモニタリングしながらゆっくりと補足量を減らしていく.
・補足が必要なくなった後も 2〜3 週間後にフォローをし, 母乳が十分飲めているか確認する.

（水野克己, 水野紀子：母乳育児支援講座. 改訂 2 版. pp.163-168. 南山堂, 2017 より筆者作成）

・赤ちゃんの摂取乳汁の総量を急に減らさないこと.
・授乳回数を増やしても, 母乳が増えるのは当日ではなく数日後であること.

　実際に補足量の減らし方を伝える際には, 人工乳を減らしながら母乳を増やしていく仕組みがあることをまず伝えて, 安心してもらいます.
　そして, 母乳の量を増やすためには**授乳回数を増やす必要がある**ことを伝えます. 産後を母子別室で過ごした親子は授乳後に毎回のように人工乳を足していることも多いので, 人工乳の回数を減らすための工夫について相談する必要があるかもしれません. その女性が抱えている不安や知りたいことを聞き出したうえで, 慌てずに自信をもって安全に育児していけるように, 1 つか 2 つの情報から伝えることが効果的です.
　一例として, 筆者は授乳回数を増やすことに重点を置くために, この回答例

（p.159）のように「人工乳を1回減らして，授乳回数を1日に2〜3回増やすことは可能でしょうか？」と尋ねるようにしています．はじめのうちは授乳回数が増えるけれど，1週間くらいで回数が減っていくとお伝えすれば，安心して人工乳を減らす選択をする女性もいますし，これ以上直接授乳の回数が増えることは困るからと，この方法を選ばない女性もいます．

　大切なことは，どうするかを医師が決めるのではなく，「女性自身が決める」こと，そして決めるために必要な科学的根拠に基づく情報を，医師などの母子保健医療従事者が届けることです．どの医療従事者からも同じ情報を得られるようにすると，女性はより安心・安全に感じます．

　「人工乳を減らすことができますか？」という質問に対しては，「赤ちゃんの栄養方法を変える方法があるならば，詳しくお知りになりたいのですね．栄養が不足しないように気を付けていて，責任感が強いのですね」というように，まずは質問した事実を肯定します．そうすると，女性たちに人工乳を減らしたいと希望したこと自体は誤りではないのだと感じて安心してもらえるでしょう．

　医師や医療スタッフが補足量について詳しくない場合は，適切な情報や技術を知るIBCLCなどに具体的な支援を依頼するのも1つの方法です．とはいえ，2023年12月時点で日本にIBCLCは923人しかいません．（JALCのサイトの「IBCLCを探す」[40]より，お近くのIBCLCを探すことができます．）

　また，NPO法人のラ・レーチェ・リーグのリーダーがご近所にいれば，支援協力を依頼することができます．リーダーは医療関係の国家資格をもつ人ばかりではありませんが，乳児栄養について一定レベル以上の知識をもっていて，母親の相談を受けるだけでなく，母親同士が経験を話しあったり励ましあったりする場である「集い」の開催もしています．もし，リーダーがご近所にいなくても，電話やLINEで相談を受けたり，オンラインの集いを開催していることもあります．彼女たちは母乳育児支援のためのトレーニングを受けているので，医学的な対処が必要ならば母乳育児に理解と適切な知識のある小児科や産婦人科の医師を受診するよう提案してくれます．

　IBCLCなどの乳児栄養に詳しい人が周りに見つからない場合でも，1日に50mL減らす，または人工乳を1回減らして授乳回数は増やし，2〜4日後に赤ちゃんの体重を測る方法であれば，満期産で生まれた健康な赤ちゃんにおいては大きな医学的な問題が生じることは考えにくいです．読者の方の中には，

人工乳を減らしていく症例は経験したことがない，という方もいるかもしれません．ですが，この Q&A で示したような減らし方を提案し，数日後に赤ちゃんの体重を計測して問題がないかアセスメントすることに挑戦してみてください．人工乳の減らし方だけでなく，乳児栄養全般に関する知識と経験を手に入れる機会になります．

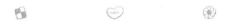

母乳育児が母子の健康に与える望ましい影響は，広く知られるようになってきました．にもかかわらず病院などの施設においては，母乳育児を楽に安心して続けるための情報や技術がなかなか普及せず，そのために起きている問題もあります．この現状を変えるため，WHO/UNICEF によって「母乳育児がうまくいくための 10 のステップ」がメタアナリシスをもとに作成されました．（初版は 1989 年，2018 年改訂.）母乳育児は WHO/UNICEF のみならず，CDC，AAP，米国産婦人科学会，日本小児科学会などでも乳児栄養のグローバルスタンダードとして選ばれています．

乳児栄養と健康に関する新しい情報として，赤ちゃんが摂取した栄養が母乳であるか人工乳であるかによって赤ちゃんの腸内細菌叢（microbiome）の構成が変わる結果，母子の健康に影響しているということがわかってきています [41, 42]．

それぞれの女性がグローバルスタンダードである母乳育児を希望することは自然なことですが，現実の生活でも SNS などのインターネット上でも，そう希望したこと自体をあたかも誤りであるかのように伝えてくる情報も少なくありません．

8 どうして母乳育児を支援するのか？

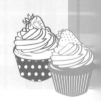

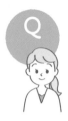

Q 　赤ちゃんを混合栄養で育てている女性が，母乳育児を続けるためにも母乳の量を増やして人工乳の量を減らしたいと希望しているのを理解しました．支援のために，母乳の量を増やす際のポイントを教えてください．また，母乳育児を支援することがどうしてそんなに重要なのか教えてください．

どんな人からの質問？

　Q7（p.158）で人工乳の減らし方について回答する立場である，母子医療保健に関わっている人からの質問です．今まで乳児栄養について詳しい情報を得る機会がなかったすべての人からの質問だととらえてください．

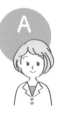

A 　なぜ，母乳育児支援が必要かについて説明していきます．
　同時に，母乳が必要量に足りるように増やすためにどうしたらいいのかについてもお話しします．

どうして母乳育児を支援するのか？

　思い通りに母乳育児ができなかったことは，産後うつの1つの大きな要因でもあります[30, 31]．逆に，母乳育児をしようと頑張った行動や思いを1ヵ月健診などで肯定される経験は，彼女たちをエンパワーして自尊感情を守り，産後うつを予防することにつながります．

　平成27年に厚生労働省が実施した「乳幼児栄養調査」[23]によれば，わが国でお産の前に母乳育児を希望した女性は9割前後です．1ヵ月健診時には，人工乳も使って母乳育児をしている人が半分くらいで，母乳だけで育児している

人が半分くらいです（図3-10）.

　人工乳を安全に減らすためにどうしたらいいかを質問したい女性は少なくないと考えられます. そのうち実際に人工乳の減らし方を質問することができた女性は,「母乳だけにしたいと産院のスタッフに尋ねると, 自分はこだわりが強くてつきあいにくい母親だと言われないだろうか」という心配からか,「母乳にこだわりはないのですが, 人工乳を減らしていいと言われたので……」という枕詞をつけることがよくあります.

　筆者の母乳外来を受診する女性の多くは入院中から人工乳を使ってきていますから, 母乳だけで育児することを希望していても, 人工乳が必要なときには使用に同意します.

　周産期施設などが補足に対してどのような考えをもっているかは, 女性が選択する乳児栄養の方法に大きく影響します. 人工乳を一切足さず, 母乳のみを与える, いわゆる「完母」を目指す施設では, 補足が必要なときにも糖水だけを使っていることがあります. 一方, メーカーからの製品提供などで自由に人工乳が入手できる施設では, 必要な量を個別にアセスメントせずにルーチンでほぼ全例に人工乳を足していることがあります. どちらの場合でも, 女性がわが子の乳児栄養の方法を自分で選ぶことは難しいです.

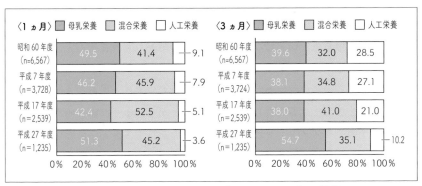

図3-10　授乳期の栄養方法（1ヵ月, 3ヵ月）の推移

（回答者：昭和60年度・平成7年度・平成17年度0〜4歳児の保護者, 平成27年度0〜2歳児の保護者）

（厚生労働省：平成27年乳幼児栄養調査結果の概要.
〈https://www.mhlw.go.jp/file/06-Seisakujouhou-11900000-KoyouKintoujidoukateikyoka/0000134207.pdf〉
より）

女性が自信をもってわが子の補足の方法を選ぶためには，そのときに必要な補足量のアセスメントを専門家が行ったうえで，「母乳が出る仕組み」，「授乳姿勢」，「搾乳の方法」，「人工乳の扱い方」，「いつまで補足をしていくか」などの情報を伝えることが有用です．特に母乳が出る仕組みや，授乳姿勢，搾乳の方法は産前にあらかじめ伝えておくと，産後に細かい話をする時間を減らせるかもしれません．

　さて，「人工乳を減らしてもっと母乳をあげたいです」とエイヤ！と勇気を振りしぼって質問した女性に対して，「人工乳でも子どもは育ちますよ」とか「うちの子は人工乳だけで育ったけど，健康で医学部に入っていますよ」という回答がされることは，実はまだ少なくありません．

　質問された医師自身の育児の経験はもちろん尊重すべきですが，専門家として質問に回答する場合には，母乳育児をしたいと希望した女性が尊重されていると感じられるような言葉を選びます．そこで母乳育児を希望する女性の思いを肯定しても，医師自身の育児が否定されることにはならないのです．

　ときどき，母乳が不足していると医師が判断して補足を指示しても，難色を示す母親やスタッフに出会うことがあるかもしれません．そのような方と向き合うときは，なおのこと傾聴が必要になります．

　難色を示される場合，もしかしたら医師が判断した補足がWHO/UNICEFやラ・レーチェ・リーグなどが示す科学的根拠から外れていて，実際には補足が不要だと考えたからかもしれません．逆に，補足の必要性が理解できなくて，母乳以外はあげたくないと頑なに抵抗しているのかもしれません．

　前者の場合は，医師が乳児栄養に関する知識をアップデートすることで問題は解決します．後者には何か大きな原因が隠れていることもあります．急ぎ補足をしたいときこそ，頭ごなしに指示することがないよう，赤ちゃんの健康と授乳の様子のアセスメントを続けながら，その女性やスタッフの思いを傾聴して，わかりやすい方法で必要性と補足のための選択肢をともに考えていくことが必要になります．

　p.159の回答例ではかなり長い説明をしているので，1ヵ月健診などで人工乳を減らす相談を受けるのは時間的に無理であるように感じられるかもしれません．ただ，妊娠・出産に関わるケアや業務全体を見回せば，母乳育児を楽にしにくいケアにかけている時間が長い施設もまだ多いようです（表3-5

〈p.134〉，図3-7〈p.144〉参照）．母乳育児を難しくしそうなケアを減らして，母乳育児しやすいケアに時間をかけるように変えていくことができれば，健診の場における補足の提案や，痛みなどの苦痛を改善するためのアドバイスは短時間ですむでしょう．

　また，「人工乳でもいい」という回答に戸惑う女性の中には，粉ミルクや液体ミルクでの授乳が物理的に不自由に感じられて，なんとかして人工乳を減らしたいと感じている人もいます．例えば手の動きに制限がある人や，片付けや在庫管理を苦手とする人などです．手の動きに制限のある人の中には，慢性関節リウマチなどによる手の変形や可動域の減少がある人がいます．手を動かすことが困難な人にとっては，哺乳瓶での授乳も哺乳瓶を洗うことも苦痛を伴います．また，片付けを苦手とする女性は，人工乳や哺乳瓶などの在庫管理やゴミの廃棄に戸惑うことでしょう．筆者の母乳外来での経験からいえば，自分の能力の問題がもとで乳児栄養の方法を変えたい希望を医師などに伝えるときに，ワガママではないだろうか？とためらう女性は少なくないようです．

女性の思いを傾聴して，母乳育児を支えよう

　入院中の補足の説明（p.133）で示したように，乳汁生成2期をどう暮らすかによって母乳の出る量には差が出ます．母子同室は，入院中から母乳を増やすことを重視したケアの方法です．ですが，コロナ禍もあって母子同室が「選べない」状況から赤ちゃんとの生活を始める女性が多い結果，母乳育児を希望しているのにもかかわらず，出る母乳の量が増えないままの人も多いと思われます．赤ちゃんが母乳を一滴でも飲めば母乳育児は成立します．さらに，1ヵ月健診の時点で何かを補足していても，補足の量に気を付けていれば母乳育児を続けられますし，たいていの人では母乳の量を増やすこともできます．母乳は用量依存的に効果があることが知られているので[43, 44]，混合栄養でも長く授乳できれば，授乳できた期間に比例して母子の健康への好ましい効果が期待できます．「これからも母乳は増えますよ」と伝えてもらえるだけでホッとする女性も多いでしょう．

　人工乳の取り扱い説明書に示された，月齢に比例して増える1日の「必要量」には科学的根拠がありません．母乳だけで育児している女性が出す母乳の量は

産後1ヵ月の時点で1日に750g前後で，その後も極端に増えることはなく推移します（表3-11）.

　人工乳をうまく減らしていくためには，減らしたい人工乳の量とこれから増やしたい母乳の量が同じくらいである必要があります．1ヵ月健診で「体重が増えているのでもう母乳だけで赤ちゃんを育てていいですよ」と言われると，医師や助産師さん，看護師さんから，一気に人工乳を減らす指示を受けたと理解する女性にもたびたび出会います．（もしかしたら説明を聞いた女性が人工乳は不要であると勘違いしているだけかもしれませんが．）一口に混合栄養といっても，使う人工乳の回数や量は千差万別です．人工乳を減らす指示を出したら，必ず1週間以内に赤ちゃんの体重を測るために再診に来てもらうことが，母子の心身の健康を守るために必要です．

　乳児栄養に関する考えはそれぞれの女性により異なります．人工乳と母乳とをあげる混合栄養に満足している女性もいらっしゃることでしょう．人工乳を減らすことを希望しているけれど，質問する勇気をもてない女性もいます．また，初乳をあげられたからあとは人工乳で育児することに納得している，という女性もいます．医療者側の希望を押しつけるのではなく，女性一人一人の希望を聞き出せるコミュニケーションスキルが大切です．

表3-11　**生後4ヵ月までの授乳における，乳汁分泌量とその組成**

	1ヵ月 (n=37)	2ヵ月 (n=40)	3ヵ月 (n=37)	4ヵ月 (n=41)
母乳量（g/日）	751（130）	725（131）	723（114）	740（128）
授乳回数（回/日）	8.3（1.9）	7.2（1.9）	6.8（1.9）	6.7（1.8）
全窒素（mg/g）	2.17（0.30）	1.94（0.24）	1.84（0.19）	1.80（0.21）
タンパク性窒素（mg/g）	1.61（0.24）	1.42（0.17）	1.34（0.15）	1.31（0.17）
非タンパク性窒素（mg/g）	0.56（0.28）	0.52（0.20）	0.50（0.13）	0.48（0.14）
脂肪（mg/g）	36.2（7.5）	34.4（6.8）	32.2（7.8）	34.8（10.8）
熱量（kcal/g）	0.68（0.08）	0.64（0.08）	0.62（0.09）	0.64（0.10）

平均（標準偏差）.
　（Butte NF, Garza C, Stuff JE, et al.：Effect of maternal diet and body composition on lactational performance. Am J Clin Nutr, 39（2）：296-306, 1984 より筆者作成）

リラクテーションの可能性を考える [46]

　使っている人工乳を減らして，母乳量を増やしていくことを**リラクテーショ
ン（母乳復帰）**といいます．リラクテーションとは，「母乳育児ハンドブック」
においては，「出産後に母乳育児をしていないか，或いは少しだけ母乳育児を
したあとで，母乳分泌が少し停止或いは減少した状態から数週間か数ヵ月後に，
再び母乳育児を確立させていく過程」を指す，と記載されています [45]．IBCLC
はこのケアについて知識と技術をもっています．毎回の授乳のときに直接授乳
と人工乳とを併用している女性がリラクテーションを希望した場合は，人工乳
を希望する回数まで減らすのに1～2ヵ月かかることも珍しくありません．事
前にリラクテーションに必要な期間について伝えておくと，焦らずにリラク
テーションを進めていけるでしょう．

　リラクテーションを希望される女性が自信をもって育児していくために注意
するべきことがいくつかあります．筆者の母乳外来で確認しているのは以下の
項目です．

- ・直接授乳と搾乳のどちらを希望するのか．
- ・現在の赤ちゃんの体重増加や，体の発達は問題がないか．
- ・人工乳を止めたいのか，減らすまでが目的なのか．
- ・減らすことが目的の場合は，人工乳の回数を何回くらいにしたいのか．
- ・どのくらいの時間を赤ちゃんの授乳のために費やせるのか．
- ・そもそも，授乳が痛いなどの授乳回数を増やしにくい事情はないか．
- ・家庭内で家事をする人は誰か．

　希望を傾聴するときには，否定的なことばを使わず，こちらから答えを誘導
することのないよう細心の注意をはらって，相談した人が納得できる乳児栄養
の方法を再構築していきます．（このようなときのコミュニケーションについ
てはWHO/UNICEFの「母乳育児支援ガイド ベーシック・コース」などに詳
しい記載があります．）

　しかし，多くの親子を診察する1ヵ月健診では，上記のうち1点か2点を確
認するだけでも多くの女性は自分にできることにおのずと気付いていきます．

さらに詳しい情報を希望する人には，同じ情報を知る他のスタッフや近くの IBCLC，ラ・レーチェ・リーグのリーダーなどを紹介することも有用です．

母乳を増やすために気をつけたいこと

　母乳を増やすために効果的な食事，というものはありません．育児する女性の健康のためには，バランスが取れた新鮮な食材を選び，妊娠する前よりも1日に350 kcal は増やした食事が必要です．水分も，口渇を感じるたびに摂ります．極度の脱水や，水分の飲み過ぎでは乳汁産生量が減ることあります[6]．

　母乳育児に良い影響が望まれると考えて，極端な食事制限を強く勧めるスタッフがまだいる施設では，スタッフ全体で知識をアップデートする機会を設けることも検討します．これまでも述べてきたように，「母乳育児支援ガイドベーシック・コース」を用いた基礎セミナーなどでは，新しい知識と伝え方をまとめて学ぶことができます．

　メーカーなどと契約している施設では，人工乳の利用量を減らそうとしても契約内容によってはすぐに減らすことはできないかもしれません．ですが人工乳や哺乳瓶の無料・格安の供与は，「母乳代用品のマーケティングに関する国際規準」[47] からみると利益相反になります．周産期施設とメーカーなどとの契約に国際規準（国内法はまだありません）に反するような内容がないかを見直すことは，母子の健康のためにも，そして患者さんに信頼できる施設だと感じてもらうためにも有用です．

　筆者の母乳外来を訪れる，産後3〜4ヵ月になってリラクテーションを希望される女性の多くは，満足する乳児栄養の形に辿り着くまでにおよそ数週間の通院を必要としています．これは，産後すぐから母子同室などで授乳機会を増やすことができた人たちが経験する努力を遥かに越えています．

　実際にどのくらいの母乳が口に入っているかを評価するときには，いくつかの観察ポイントがあります．よく行われる，いわゆる母乳測定と呼ばれる，授乳前後の赤ちゃんの体重を量り引き算して出す数字はあくまでも1つの目安です．計測したときに赤ちゃんが飲む気分でないかもしれないし，逆にそのときだけたくさん飲んでしまう可能性もあるからです．その点排尿や排便の様子はわかりやすく安定して赤ちゃんの栄養状態を知るために役立つ観察ポイント

です.

　内閣府男女共同参画局が令和2年5月に作成した「授乳アセスメントシート」[48)] は，災害時に避難所でどのくらいの人工乳が必要かをアセスメントをするためのものですが，災害時でなくても短時間で乳児の栄養状況を把握するために役立てられます.

　混合栄養をしているときの直接授乳の回数と人工乳の回数だけでは，栄養が足りているか，母乳が出ているかの評価はできません. より適切なのは，赤ちゃんの満足感や，赤ちゃんの排尿や排便の様子を観察することです.

　図3-11は，筆者が母乳外来において人工乳を減らす際にどのように考えて

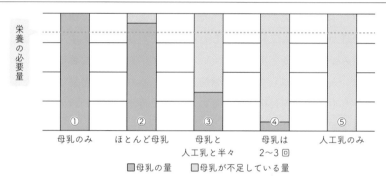

①母乳のみのときは，必要量と思われる量を越える量の母乳を飲んでいても，赤ちゃんが飲むならば減らす必要はない.

②ほとんど母乳で育っているとアセスメントできたときは人工乳をすべて止めても問題なさそうだが，止めたあとで排尿や排便の様子をしばらくは細かく観察する必要がある.

③直接授乳の後で必ず人工乳などを補足している場合は，このイメージよりもさらに母乳が飲めていない可能性があるので，人工乳を一気に止めると栄養不足や脱水の原因となりうる. 人工乳を減らす前に，まず1日の授乳回数を補足の回数より多くすることから始める.

④直接授乳が1日に2〜3回くらいだと，オートクリンコントロールにより母乳の生産量はかなり減っていると考えたほうがよい. この乳児栄養の方法で，母乳育児の続行を希望する場合には，人工乳を減らす前に，まずは母乳の量を増やすために授乳回数を増やすことが必須である.

⑤産後すぐには母乳を飲んでいたのであれば，たとえ1ヵ月健診時点で人工乳だけになっていても，赤ちゃん主導の授乳などで肌と肌の触れ合いを行い，お互いにリラックスできる時間を1日に6〜8回もてるのであれば，時間がかかってもリラクテーションは可能である. 人工乳は母乳分泌があることを確認するまでは減らさない.

図3-11　1ヵ月健診時点での赤ちゃんの1日あたりの体重増加量が必要量より多いときに，人工乳を減らしていくためのイメージ

いるかを示したイメージ図です.

　混合栄養で哺乳瓶の飲み方に慣れてしまった赤ちゃんでは，直接授乳で乳汁を飲みとるのがすでに苦手になっていたり，あるいは苦手になり始めたりしていて，直接授乳により安心感は得られていても充分な量の母乳は得られていないこともあります．搾母乳や人工乳を減らすときには，赤ちゃんが栄養不足や脱水にならないように慎重に観察を行います．

　母乳のみで育てている人でも，授乳回数を減らしたいという希望をもつ人は多くいます，混合栄養でも母乳だけでの育児でも，授乳姿勢や赤ちゃんの吸着のタイミング，ちょっとした角度の工夫や，乳房圧迫法などによって，1回に飲める乳汁の量が増えることはよくあります．

　母乳分泌の仕組みから考えると，母乳の量を増やすためには授乳回数か搾乳回数を増やすことが欠かせません．たまに，直接授乳回数は増やさずに，調乳や在庫管理が必要な人工乳を減らしたいと希望する人がいます．これは母乳分泌の仕組みから考えると実現しにくい希望です．そのような希望をもつ女性に対しては，人工乳を減らすための情報よりも，そのような希望に至った事情がどのようなもので，何に困っているのかをまず傾聴して，問題の洗い直しから始めるほうがよさそうです．

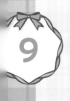

9 ミルクの調乳方法は？

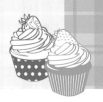

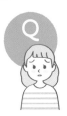

Q 　赤ちゃんのミルクの調乳の仕方が知りたいです．搾乳をすると母乳の量が増えることは知っているので，1人目は最初，順調に母乳を飲むようになるまでは搾乳で対応できていました．ただ，今回は上の子のお世話や家事で搾る時間が取れないかもしれないので，ミルクの作り方を知っておきたいです．

> ### どんな人からの質問？

　1人目のときには何らかの事情があって搾母乳を補足に使う必要があった経験をもち，現在は2人目を出産する前（あるいは2人目を産んで入院中）の女性からの質問です．もしかしたら，就職したばかりで今まで仕事でも私生活でも赤ちゃんのお世話をしたことのないスタッフから，同様の質問をうけることもあるかもしれません．

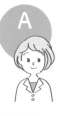

A 　家事や育児の状況で，搾乳に加えてミルクを使う必要がある可能性を考えて，ミルクの取り扱い方をあらかじめ知っておきたいとお考えになったのですね．母乳の量は1人目より2人目の産後のほうが，十分な量が早く出るようになる人が多いです．もしかしたら，退院後には不要になるかもしれませんが，説明しておきますね．

　粉ミルクは清潔な70℃以上のお湯と，カップや哺乳瓶があればすぐに赤ちゃんの栄養を準備できます．安全に調乳する方法は，FAO/WHO共同制作の「乳児用調製粉乳の安全な調乳，保存及び取扱いに関するガイドライン：2007年作成」[49]に詳しく記されています．

　粉ミルクは健康増進法など法律で成分が規制されていて，製造過程も注意深

く作られた工場製品ですが，原材料の乳汁そのものが無菌ではなく，また製造する工場ラインをまったくの無菌に保つことも困難です．赤ちゃんの口に入る直前の調乳時での最終的な殺菌操作が重要になります．

　粉ミルクを調乳する際は，クロノバクター・サカザキ（サカザキ菌）やサルモネラ菌などのような，赤ちゃんの生命を脅かす感染症に繋がる菌が混入することが避けられないことを意識して，溶かした時点で70℃以上を保てるお湯で調乳することが重要です．

　「乳児用調製粉乳の安全な調乳，保存及び取扱いに関するガイドライン」によれば，サカザキ菌に関して特に重要なのは次の2点です．

・サカザキ菌はすべての年齢層で疾病の原因となりうるが，乳児（1歳未満の子ども）でリスクが高く，特に新生児および生後2ヵ月未満の乳児で最もリスクが高い．（サカザキ菌による髄膜炎の死亡率は20〜50％である．）

・サカザキ菌は人工乳のサンプルの3〜14％から検出された．調乳した時点での温度が70℃以上で死滅する．

　安全な環境で，安全に調乳することを日常的に気をつけていても，災害時などにはそれが困難になることがあります．普段から，紙コップで調乳したり，紙コップから飲ませる練習をしておくことも，安全な調乳の延長線上にあるリスクマネジメントとして重要です．

　飲ませる際に，カップ授乳にしても哺乳瓶で授乳するにしても，赤ちゃんが要らなさそうに舌で押し返したりしたら，その時点で授乳を中止します．**飲み残しは破棄**します．また，調乳後2時間経っても飲まなかった場合にも必ず破棄します．

　哺乳瓶での授乳も，直接授乳と同様に赤ちゃんの欲しがるサインに合わせて行うと，飲み過ぎや，栄養不足を避けやすいです．赤ちゃんのペースに合わせた授乳に関しては，ラ・レーチェ・リーグのサイトにも詳しい説明があります[38]．

文　献

1) Marshall HK, Phyllis HK：Your Amazing Newborn. Da Capo Lifelong Books, 1998.

2) 水野克己，水野紀子：母乳育児支援講座　改訂2版. pp.130-148. 南山堂，2017.

3) The Academy of Breastfeeding Medicine. NPO法人日本ラクテーション・コンサルタント協会（訳）：ABM臨床指針第3号　母乳で育てられている健康な正期産新生児の補足のための病院内での診療指針. 2009年改訂版（2010年4月日本語翻訳）.〈https://jalc-net.jp/dl/ABM_3_2010.pdf〉（2024年3月アクセス）

4) de Silva D, Halken S, Singh C, et al.: Preventing food allergy in infancy and childhood: Systematic review of randomised controlled trials. Pediatr Allergy Immunol, 31（7）：813-826, 2020.

5) Amy Brown：Why Breastfeeding Grief and Trauma Matter. Pinter & Martin, 2019.

6) UNICEF/WHO（著），BFHI 2009翻訳編集委員会（訳）：母乳育児支援ガイド　ベーシック・コース. 医学書院，2009.

7) WHO/UNICEF（作成），NPO法人日本ラクテーション・コンサルタント協会（訳）：母乳育児がうまくいくための10のステップ. 2018.〈https://jalc-net.jp/dl/10steps_2018_1989.pdf〉（2024年3月アクセス）

8) McKenna J, Mosko S, Richard C: Bedsharing Promotes Breastfeeding. Pediatrics, 100（2）：214-219, 1997.

9) 水野克己，水野紀子：母乳育児支援講座　改訂2版. pp.19-37. 南山堂，2017.

10) ガブリエル・パーマー（著），本郷寛子，瀬尾智子（訳）：母乳育児のポリティクス：おっぱいとビジネスとの不都合な関係. メディカ出版，2005.

11) Baumslag N, Michles LD（著），橋本武夫（監訳）：母乳育児の文化と真実. メディカ出版，1999.

12) Colson S：Biological Nurturing：Instinctual Breastfeeding.　2nd edition.　Pinter & Martin, 2019.

13)「授乳・離乳の支援ガイド」改定に関する研究会：授乳・離乳の支援ガイド. 2019〈https://www.mhlw.go.jp/content/11908000/000496257.pdf〉（2024年3月アクセス）

14) ラ・レーチェ・リーグ日本：赤ちゃんは十分に母乳を飲んでいるかしら？〈https://llljapan.org/wp-content/uploads/info01.pdf〉（2024年3月アクセス）

15) 戸田千：赤ちゃんが泣いてしまったときはなぜ授乳の遅すぎるサイン？〈https://smilehug.exblog.jp/18355368〉（2024年3月アクセス）

16) Queensland Government: Baby feeding cues (signs).〈https://www.health.qld.gov.au/__data/assets/pdf_file/0031/155389/feeding-cues-term.pdf〉（2024年3月アクセス）

17) Abuhammad S, Johnson T：Breastfeeding and maternal attachment during infancy period among Jordanian mothers：A cross-sectional study.　Ann Med Surg, 66：102395, 2021.

18) The Academy of Breastfeeding Medicine. NPO法人日本ラクテーション・コンサルタント協会（訳）：ABM臨床プロトコル第10号　後期早産児（在胎34週−36週6日）および早期正期産児（在胎37週−38週6日）の母乳育児（2016年改訂2版）.〈https://

jalc-net.jp/dl/ABM10Final.pdf〉（2024 年 3 月アクセス）

19）水野克己，水野紀子：母乳育児支援講座　改訂 2 版．p.149-p.168．南山堂，2017．

20）NPO 法人日本ラクテーション・コンサルタント協会：母乳育児支援スタンダード　第 2 版．p.178-182．医学書院，2015．

21）ラ・レーチェ・リーグ日本：母乳の出がよくなる方法．2018.〈https://store.llljapan.org/products/detail/13〉（2024 年 3 月アクセス）

22）UNICEF/WHO（著），BFHI 2009 翻訳編集委員会（訳）：母乳育児支援ガイド　ベーシック・コース．pp.146-147．医学書院，2009．

23）厚生労働省：平成 27 年度　乳幼児栄養調査結果の概要.〈https://www.mhlw.go.jp/stf/seisakunitsuite/bunya/0000134208.html〉（2024 年 3 月アクセス）

24）The Academy of Breastfeeding Medicine, International baby food action network, International Lactation Consultants Association, 他（作成），NPO 法人日本ラクテーション・コンサルタント協会（訳）：乳幼児の栄養に関するイノチェンティ宣言　2005 年版.〈https://jalc-net.jp/dl/Innocenti2007.pdf〉（2024 年 3 月アクセス）

25）外務省：「児童の権利に関する条約」全文.〈https://www.mofa.go.jp/mofaj/gaiko/jido/zenbun.html〉（2024 年 3 月アクセス）

26）NPO 法人日本ラクテーション・コンサルタント協会：新型コロナウイルス（COVID19）情報．2021.〈https://jalc-net.jp/covid19_jalc.html〉（2024 年 3 月アクセス）

27）Jarrold K, Helfer B, Eskander M, et al.：Guidance for the Conduct and Reporting of Clinical Trials of Breast Milk Substitutes．JAMA Pediatr, 174：874-881, 2020．

28）Sakakihara T, Otsuji K, Arakaki Y, et al.: Randomized trial of early infant formula introduction to prevent cow's milk allergy. J Allergy Clin Immunol, 147（1）：224-232, 2021．

29）日本ラクテーション・コンサルタント協会：人工乳による牛乳アレルギー予防の可能性を示唆する報道等に対する JALC の見解.〈https://jalc-net.jp/data/p_seimei202012.html〉（2024 年 3 月アクセス）

30）Borra C, Iacovou M, Sevilla A：New evidence on breastfeding and postpartum depression：the importance of understanding women's intentions．Matern Child Health J, 19：897-907, 2015．

31）Shimao M, Matsumura K, Tsuchida A, et al.: Influence of infants' feeding patterns and duration on mothers' postpartum depression: A nationwide birth cohort -The Japan Environment and Children's Study（JECS）. J Affect Disord, 285：152-159, 2021．

32）ラ・レーチェ・リーグ日本：復職が近づいています．手を使って母乳をしぼりたいのですが，どのようにしたらたくさんしぼれますか？〈https://llljapan.org/faq60〉（2024 年 3 月アクセス）

33）戸田千：産後すぐに直接授乳出来ないときの搾乳の方法について.〈https://smilehug.exblog.jp/20138062/〉（2024 年 3 月アクセス）

34）洪麗信，八代利香，草間朋子，他：日本と米英韓との助産業務比較実態調査．助産婦雑誌，56：413-420，2002．

35) 近藤尚己：健康格差対策の進め方. 効果をもたらす5つの視点. pp.24-37. 医学書院, 2016.

36) 水野克己, 水野紀子：母乳育児支援講座 改訂2版. p.57. 南山堂, 2017.

37) La Leche League International：Is it OK to mix human milk and formula? 〈https://www.llli.org/breastfeeding-info/mixing-milk/〉（2024年3月アクセス）

38) ラ・レーチェ・リーグ日本：哺乳びんで授乳すると, おっぱいを嫌がるようになることがあると聞きました. そうならないようにするコツはありますか. 〈https://llljapan.org/faq106/〉（2024年3月アクセス）

39) ラ・レーチェ・リーグ日本：働きながら母乳を続けるヒントとコツ. 2022.

40) NPO法人日本ラクテーション・コンサルタント協会：IBCLCを探す. 〈https://jalc-net.jp/ibclc_search.html〉（2024年3月アクセス）

41) Odiase E, Frank DN, Young BE, et al.: The Gut Microbiota Differ in Exclusively Breastfed and Formula-Fed United States Infants and are Associated with Growth Status. The Journal of Nutrition, 153（9）：2312-2621, 2023.

42) Martínez-Martínez M, Martínez-Martínez M, Soria-Guerra R, et al.: Influence of feeding practices in the composition and functionality of infant gut microbiota and its relationship with health. PLoS ONE, 19（1）：e0294494, 2024.

43) Section on Breastfeeding: Breastfeeding and the use of human milk. Pediatrics, 129（3）：e827-e841, 2012.

44) Heinig MJ: Host defense benefits of breastfeeding for the infant. Effect of breastfeeding duration and exclusivity. Pediatr Clin North Am, 48（1）：105-ix, 2001.

45) 日本小児医療保健協議会（四者協）栄養委員会：母乳育児ハンドブック. 東京医学社, 2022.

46) Ruddle L: Relactation: A Guide to Rebuilding Your Milk Supply. Praeclarus Press, 2020.

47) WHO（作成）, 母乳育児支援ネットワーク（仮訳）：母乳代用品のマーケティングに関する国際規準. 2021. 〈https://jalc-net.jp/dl/International_code.pdf〉（2024年3月アクセス）

48) 内閣府男女共同参画局：災害対応力を強化する女性の視点～男女共同参画の視点からの防災・復興ガイドライン～. 2020. 〈https://www.gender.go.jp/policy/saigai/fukkou/pdf/guidelene_01.pdf〉（2024年3月アクセス）

49) 世界保健機関／国連食糧農業機関：乳児用調製粉乳の安全な調乳, 保存及び取扱いに関するガイドライン（仮訳）. 〈https://www.mhlw.go.jp/topics/bukyoku/iyaku/syoku-anzen/qa/dl/070604-1b.pdf〉（2024年3月アクセス）

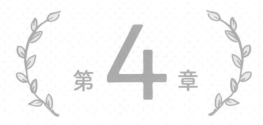

第4章

赤ちゃんとの生活を
楽にするために

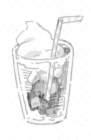

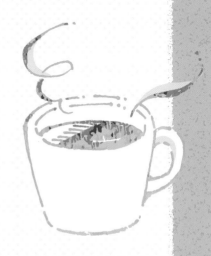

生活の問題？
医学的な問題？

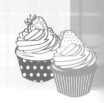

　第1章〜第3章では，乳腺炎や授乳姿勢，補足の方法について Q&A 形式で解説してきました．この章では，赤ちゃんと暮らす女性たちが生活の悩みを抱えているときに提案できる解決方法の引き出しを増やすための情報をインフォグラフィックも用いて説明していきます．生活の中にも医学的な問題は隠れています．女性たちの悩みの原因を見抜き，解決の手助けをしてニコニコの笑顔で帰ってもらえるよう，本章のインフォグラフィックを役立ててもらえれば幸いです．

　お産した施設での産後の生活に，「これでいいのか？」と疑問を抱えている女性もいます．赤ちゃんと暮らす女性が乳児健診などで医療機関を受診した際に，ご自身の悩みを言葉にできないこともあります．そして，それらの疑問や言葉にならない悩みのなかには医学的な問題も含まれます．この章では，女性たちとの会話の中から言葉で表出されていない医学的な問題を掬い上げるヒントも示しています．

　図4-1 は本書で何回か示している，X（旧 Twitter）で行ったアンケートの結果です．（X〈旧 Twitter〉で行った他のアンケートの結果，およびアンケートでできること，できないことなどの詳細は p.9 を参照してください．）回答

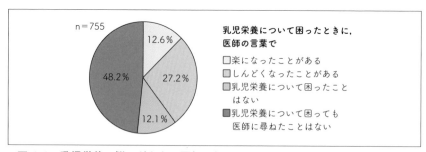

図 4-1　**乳児栄養で悩んだときに医師が頼りになったかどうかの X（旧 Twitter）でのアンケート結果**

の精度は高くありません．そもそも，筆者のアカウントのフォロワーが主にアンケートに回答している時点で，母乳育児支援や乳児栄養に関心のある人が投票しているというバイアスがあります．このバイアスを前提として，赤ちゃんと暮らす女性たちがどのような悩みを抱えているのかという傾向を示す一例としてみてください．

このアンケート結果では，乳児栄養について困ったことがないという人は1割強でした．つまり，**赤ちゃんと暮らしたことのある人たちのうち9割弱の人は何かしらで乳児栄養に関して困ったことがあった**のだと解釈できます．そして，乳児栄養について困った人のうち**半数以上の人は医師に相談していません．1割強の人は医師に相談して問題が楽になっています**．もしかすると赤ちゃんと暮らす人たちは，乳児栄養の悩みは生活の悩みだから医師に相談する類の問題でははない，と考えているのかもしれません．

注目してほしいのは，**医師に尋ねてみた人たちのうち3割の人は回答によってむしろ「しんどくなったことがある」**ことです．これはどのように解釈したらよいでしょうか．医学は日々進歩していますから，常に完璧な情報や支援というものはありえません．それを踏まえても，相談することで3割の人がよけいにつらくなったことがあるのだとしたら，医師の側にも改善すべき問題がありそうだと筆者は考えます．

赤ちゃんとの暮らしに「10のステップ」を活かす

何が問題で，どのように改善すればよいのかを示している指針のひとつがWHO/UNICEFによる「母乳育児がうまくいくための10のステップ」（図3-1〈p.109〉，表3-1〈p.110〉参照）です．母乳育児と書いていますが，「10のステップ」は，人工乳だけで育児することを希望している女性にとっても役立つケアを示しています．産院などが，「10のステップ」などの根拠に基づいた情報を女性たちに提供することで，女性たちが抱える問題の多くが**わずかな介入**で解決できるように変わっていきます．そのためには，情報を伝える際のコミュニケーションスキルも重要になります．コミュニケーションスキルが重要であることは，WHO/UNICEFが認定する赤ちゃんにやさしい病院Baby Friendly Hospital（BFH）で働いたり，勤務先の施設がBFH認定を受けるこ

とを目指して活動したりしたことのある筆者の経験からも実感することです．

　ところが，多くの女性が産院で受けているケアは「10のステップ」からまだかけ離れています．「10のステップ」は導入と維持に時間と手間とが必要そうだと感じて，尻込みする人もいるかもしれません．また，「10のステップ」は赤ちゃんにはやさしいかもしれないけれど，母親には厳しすぎると感じている人もいるかもしれません．

　「10のステップ」をすべて同時に始めなくてもかまいません．目指すのは10のステップ，つまり10段の階段を1段ずつでも登ることです．1段を登れば1段分以上の問題解決に近づきます．医師自身がすべてに対応しなくても，まず医師も同意した施設の方針として「10のステップ」を示していることが重要です．例えば，医師が問題をアセスメントしてから「お困りごとは○○なのですね．助産師さんにより詳しくお話を聞いてもらうのはいかがですか？」といった形で他のスタッフと役割分担し，同じ情報を共有してもよいでしょう．一貫したアセスメントや情報提供を行えると，育児する女性が抱えている問題をスタッフと共有しやすくなります．

　ケアを受ける女性は，問題解決のために日々工夫したり練習したりしていても，毎日同じことを繰り返しているために，自分ではその成果に気付きにくいものです．工夫や練習によって問題が少しでも解決している事実を伝えられれば，女性たちは，自身の工夫や頑張りが無駄でなかったと気付きやすくなります．こうして「自分の育児生活は，自分の働きかけや練習によって少しずつ良い方向に変化している」と気付くことができれば，自己効力感につながります．自己効力感をもてると，育児に自信をもち，気持ちもより楽になることでしょう．

　大切なことは，「10のステップ」は産後の女性たちに強制されるものではない，ということです．女性たちからこのような生活をしたいという希望があれば，施設はそれに応えられる準備をしておくものだととらえると，「10のステップ」の目指すところがよりしっくりくるのではないかと思います．

　これから乳児栄養に関する支援も始めてみたい！と考えていて，まずどのような問題があるのか俯瞰したい方は，ここからの文章はとばして，**この章の各項で示すインフォグラフィック**だけを見てもらっても構いません．インフォグラフィックには，産後の女性の希望を叶えるための支援を始める際に，すぐに必要になる情報を詰め込んでいます．

第 4 章で示しているインフォグラフィック

産後の女性を支えるために役立つ小さな情報

　女性たちが医師に接する機会は，産後にはぐっと減ります．会話する時間があっても，その時間は決して長くはありません．乳児健診，母子どちらかのワクチン接種，婦人科疾患での受診など，他の目的があるからです．ですが，ようやく医療関係者に出会えたときの短い会話の一言が，女性たちに「これでいいんだ」，「自分はよくやっているんだ」，「あとどのくらいの期間，この悩みが続くかにおおよその目安がついた！」などの前向きな影響を与えることはしばしばあります．

　たくさんの予約患者の診療で忙しすぎて，質問されてもいないことに対応する暇はないと感じる人もいるかもしれません．それも確かですが，悩んでいる女性たちは困りごとを解決するために，どこで誰に相談すればいいのでしょう．その相談先は提示されているのでしょうか．

　図 4-2 も X（旧 Twitter）で行ったアンケートです．（前述の通りのバイアスがかかっていますから，決して産後の女性全体を代表するようなきれいなデータではありません．1 つの目安としてご覧ください．可能であれば，このようなテーマに関して適切にデザインされた研究が今後行われることを望みます．）

　このアンケートでは，母乳育児で困ったときの対応法について尋ねました．6 割の女性は誰に相談することもなくご自身で何とかしているという結果でし

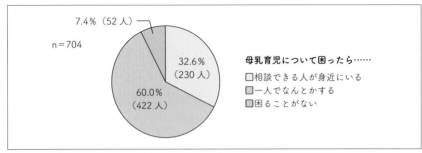

図 4-2　母乳育児で困ったときの対処法についての X（旧 Twitter）でのアンケート結果

た．たしかに，解決方法を知らなくてもいつの間にか自然に解決できる問題もあることでしょう．ですが理想的には，赤ちゃんの栄養のことや母乳のことで困った際には，一人で抱えこまず周囲の専門家に相談できるような社会にしていきたいものです．

　現状では，実際には問題を増やしかねないにもかかわらず，多くのスタッフに問題解決になると考えられている提案があります．それは「母乳を人工乳に置き換える」ことです．人工乳に置き換えさえすれば問題が解決するはずだという期待は，赤ちゃんを育てる女性だけでなく医療従事者さえももってしまいがちですが，それだけで悩みが解消することは実際にはありません．

　母乳育児の悩みの多くは，過不足なく母乳が分泌されていれば，適切な授乳のタイミングや授乳時間，無理のない授乳姿勢と吸着だけで改善できます．これまで本書の第 1 章〜第 3 章でも示してきたように，乳児栄養の悩みの根底にあるものは必ずしも「母乳育児に特有の問題」ではありません．母乳か人工乳かという物質の問題ではなくて，育児自体の大変さが問題であることが多いのです．そのことに気付くのが，母乳が止まりかけてから，または止まってしまってからのこともあります．母乳が止まってから再び母乳の量を増やす母乳復帰（リラクテーション，p.171 参照）は可能ではありますが，多くの時間と手間を要します．また，母乳復帰ができるということを知らなければ，そこで母乳育児自体が終わってしまいます．

　多くの産後の女性が母乳育児・乳児栄養で困っていて，それが「育児における大きな悩みとなっている現実」を，母子保健医療従事者全体で共有できることが重要だと筆者は考えています．

医師もパラメディカルも皆が時間に追われているのは周産期施設に限ったことではありません．ですが，いくら忙しくとも，NCPR（新生児蘇生法）などの研修を時間がかかるから不要だと言う産婦人科医師や小児科医師・新生児科医師はいないはずです．

　母乳育児や乳児栄養に関係する悩みごとも，母子の健康へ重大な影響を与えます．時間がかかるからといって，何もしなくていいような問題ではありません．乳児栄養の悩みごとを減らすことは産後うつを予防するための1つの有意義な介入であることも，徐々に解明されてきています[1]．

　　自殺や虐待に至る人は特別な存在ではありません．育児の中で極度に途方に暮れた誰もが，命の危機のそばをかすめながら生活しています．小さな悩みごとの解決法を知ることを重ねていけば，極度の悩みが減り，生活に安心と安全とが増えていき，それは命の危機を救うことにもつながります．

母乳について知っておきたいこと

　国連の子どもの権利条約や，WHO/UNICEF などからの情報をもとに，海外の多くの国では母乳育児を保護できるように法律が制定されています．例として WHO の「母乳代用品のマーケティングに関する国際規準」[2] に則った国内法があります．残念ながら日本は「母乳代用品のマーケティングに関する国際規準」に賛成しているにもかかわらず，この国際規準を守るための国内法はまだ制定されていません[3,4]．この国際規準は，人工乳の使用そのものは規制しておらず，**人工乳**などの**「流通や営業のルール」**を法律の下で制御することで，母乳で育つ赤ちゃんのみならず，人工乳で育つ赤ちゃんが栄養不足にならないことを目指しています．

　母乳の中には水の他に，炭水化物，脂質，タンパク質という三大栄養素などを始めとした多数の栄養素が含まれます．さらに細胞成分，サイトカイン，ホルモン様物質，酵素，分泌型 IgA をはじめとした免疫のために働く物質，赤ちゃんの腸内が正常な細菌叢になることを助ける細菌類や200種類に及ぶオリゴ糖など，人工乳には入れることがほぼ不可能な物質も含まれています．これらの成分が協働して赤ちゃんと赤ちゃんに母乳を飲ませる女性の健康を支えて

います.

　乳児栄養に関する知識を医師をはじめとする母子医療保健従事者がもつことは，母子の健康に対する予防医学の一環です.

　　人工乳は人間の叡智で作られてはいても，今なお母乳の成分のうち細胞成分や酵素，抗体，ホルモン様物質，サイトカイン，200 種類以上のオリゴ糖，腸内細菌を形成する細菌などの物質は入っていません. また原材料の「乳」は人乳ではなくて牛乳由来です.

　　人工乳には母乳を口にできない赤ちゃんを救うための人間の叡智が詰まっていますが，母乳とは大きく異なるところがたくさんあります.

産後の女性を支えるための会話の工夫

　産後 2 週間健診では多くの施設がエジンバラ産後うつ病質問票 Edinburgh Postnatal Depression Scale（EPDS）を利用しています. 産後うつの人をスクリーニングするという一番大きな目的は重要です. 一方で，深刻な精神的な問題を抱えていない健康な女性においても，赤ちゃんとの生活には多くの悩みがつきまといます. EPDS に回答したら話はよく聞いてもらえたけれども，実際には悩みは解決しなかったという声を筆者は何度も耳にしてきました.

　そのようなときに，適切で実際的な支援もできれば，赤ちゃんとの暮らしのうち大半の時間を占める乳児栄養の悩みが軽くなり，救われる女性は多いことでしょう.

　支援のためには，まず目の前の女性が何について困っているのかを知る必要があります. そのための会話の工夫として，**オープンクエスチョン**を使うことが役に立ちます. イエスかノーで答えられるいわゆるクローズドクエスチョンで「つらいことはないですか？」という尋ね方をすると，「このぐらいでつらいと言っていいのだろうか？」と回答にひるむ人もいます. 逆に「何もかもつらいけれど，ここでゆっくり話を聞いてもらえるはずがない」と諦めて「大丈夫です」と答える人も少なくありません.

　そこで，「毎日の生活はいかがですか？」とか「母乳育児についてどのようなことを感じていますか？」というオープンクエスチョンで尋ねるのです. ニ

コニコして「赤ちゃんがかわいくて毎日が楽しいです．夫が意外と助けてくれます」と答える人もいれば，眉をしかめながら「なんとかしてます」と答える人もいるでしょう．しかめっ面の女性に対しては，もう少し絞った「どのようなことでお困りですか？」のような尋ね方をすると，ためらいながらも次のような回答を口にするかもしれません．

・赤ちゃんが泣きやまないんです．
・母乳や人工乳が足りないみたいです．（これには母乳不足感も含まれます）．
・授乳が痛いです．
・寝不足がつらいです．
・こんなはずではなかったです．

　これらの悩みを言葉にして自分以外の人に伝えて，頷いてもらえるだけでも気持ちは軽くなります．このようにして困っている女性たちから，悩んでいることを掬いあげる技術が役に立ちます．その内容を解決するために役立つ医学的な知識や育児の技術を，1つか2つ伝えられるとよいでしょう．

　そこで本章では，上記に示した悩みについてどのように考え，どのような情報を提供できるかを，インフォグラフィックとともに解説していきます．インフォグラフィックの情報は，医師，助産師，看護師，保健師，歯科医師，栄養士，理学療法士などリハビリテーション科のスタッフ，保育士など，**母子保健医療に関わるすべての人と共有してもらえたら幸いです．**

　また，これらの情報は，今までの章で説明したことを別の角度からみたものともいえます．ですから，個々の情報に関するさらに詳細な内容は第1章〜第3章も参照してください．

　乳児栄養について質問してきた女性に答えるためのマニュアルとしては，この章はまわりくどく感じられるかもしれません．これには，回答の前提となる乳児栄養，特に母乳育児の解剖学，生理学，生化学，免疫学についての科学的根拠のある知識がいまだ普及していないことが関係しています．医師などの専門家が常識だと考えている知識の中にも，最新の科学的な知見からすると妥当とはいえないものが残っています．赤ちゃんを育てている女性を真に支えるためには，乳児栄養に関する知識そのものを科学的根拠も含めてアップデートしていくことが必要です．乳児栄養のパラダイムシフトは，出産前後の女性のみならず専門家にも必要です．

インフォグラフィックの内容に興味をもたれたら，ぜひとも，各章末に示した参考文献も確認してほしいと思います．

2 赤ちゃんが泣きやまないんです

　もともと，赤ちゃんの泣き声には，大人に「世話をしないといけない！」と思わせる力があります．さらに近年は，赤ちゃんが泣いたら近所の人に虐待を疑われて児童相談所に通告されるのではないか，と不安をもつ親も珍しくありません．

　さて，「泣きやまない」のは生活の問題でしょうか？　医学の問題でしょうか？　多くの医師にとって，泣くことへの対処は生活の問題のように感じられるかもしれません．ところが多くの母親は，泣き続けるわが子に対して「医学的な問題を見落としているのではないか」という不安をもちます．赤ちゃんの泣きをどのように受け取るかについては，医師などの母子保健医療従事者と育児している女性や家族との間にかなりの温度差があるかもしれません．

　発達心理学や，母子の愛着関係の研究者も，「泣き」について関心をもっています[5]．その人たちの関心は解剖学や生理学はもちろん神経の作用にも及び，研究範囲は非常に広範です．まだ解明されていないことも多いようです．なぜ泣くのかがわからないため，結果として医療保健従事者は「赤ちゃんは泣くもの」，「放っておけば泣きやむ」，「今だけだから」というアドバイスをしがちです．

　筆者が産婦人科専門医になってすぐくらいのことです．京都の三十三間堂を訪れたとき，「夜泣き封じ地蔵」に目がとまりました．それを見て，ああ，何百年も前から子どもの夜泣きに悩む親はいたのですね，と感慨にふけったものです．夜泣きには今も，祈るしかないのでしょうか．そんなことはないはずです．

　もし女性が「うちの赤ちゃんが泣きやまないんです」と医師の前でつぶやいた場合には，ただ愚痴ったり，慰めてほしいと思ったりしているばかりではなくて，「この子になにか病気が隠れてはいないか心配です」と深刻に悩んでいる可能性もあります．悩む女性と，医学的に妥当な情報とをつなぐのも医療者の役割のひとつだと筆者は考えます[6]．

泣きに限ったことではありませんが，さまざまな疾患を疑って子どもを病院に連れて行くべきかどうかを決めるときに，子どもの「いつも」を知って表現できることは重要です．いつもとどのように違うときに病院に行くべきかに関しては，「子どもと医療」[7]のサイトも参考になります．サイトには次のような文章があります．

> 　子どもはたくさん病気をします．親はどこを見ていいかわからないですし，赤ちゃんは痛いもつらいも言いません．子どもの医療は難しいと感じてしまうことと思います．けれども医療を知ることはとても大切なこと．少しずつ少しずつ子どもの成長にあわせて親も成長していけたらいいですね．
>
> 　まず覚えておきたいことは「いつもを知る」ということ．「食う寝る遊ぶ出す」ならば，親も見ることができると思います．

　このような情報を妊娠中から母親学級や両親学級で伝えておくと，赤ちゃんの泣きについての訴えが「生活の問題」なのか「医学の問題」なのかが，医師と親の立場の両方から理解し合えるようになることでしょう．

　もちろん，すべての疾患をすべての育児中の女性が理解することは不可能ですし，知識があったからといってすべての不安がなくなるわけではありません．

　医師の立場から鑑別をし，医学的な問題があった場合には速やかに診断と治療を行います．医学的な問題がないようならば，「医学的な問題はなさそうですよ」とハッキリと伝えることも，子どもの泣き声をつらく感じている人にとっては救いになります．

　悩みごとを傾聴するときに，その内容に賛成できないと感じることもあるかもしれません．ですが，たとえ悩みの内容に対しては同意できなくても，つらさに共感することはできます．何を尋ねても大丈夫だと安心できる環境で，専門家に共感してもらえることは，一人一人の女性にとって悩みを解決するための力になります．

　「泣いているのは母乳が足りないからだ」，「ひどく泣くまでは授乳しなくてもいい」というのは，産前産後によく指導されている内容ですが，どちらも育児を困難にする情報です．実際には，「泣く」前の飲みたいサインを出してい

る間に授乳するようにすれば，赤ちゃんのしつこい泣きはかなり減ります．赤ちゃんの飲みたいサインを見抜けるように支援することで，女性が抱える問題は減っていきます．

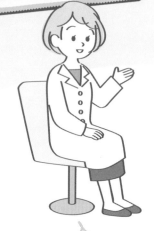
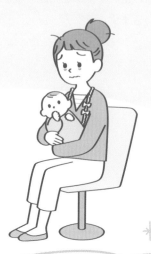

「赤ちゃんが
泣きやまないんです」
と言われたら

- 女性が心配している医学的な問題の有無をアセスメントする.
  「いつからですか?」,「どんなふうに泣いていますか?」など
  のオープンクエスチョンが情報を得るのに役立つ.

- アセスメントの結果から,医学的な問題の有無を伝える.

  医学的な問題がある➡検査・治療を開始する.

  医学的な問題がない➡泣きに対するラ・レーチェ・リーグ
  などで示された解決策を1つか2つ伝える.

- 医学的に緊急に対応する問題が**ない**ことは赤ちゃんの養育者
  にとってとても重要な情報なので,忘れずに真摯に伝える.

- 「赤ちゃんがずっと泣いていると不安になりますよね.つら
  かったですね.赤ちゃんが病気かもしれないと思うと心配だ
  ったでしょうね」などの共感の言葉を必ず添える.

赤ちゃんが泣いている理由は？

頻度は少ないけれど見落せない！
こんなときは医学的対処が必要です

- 痛いところがあるかのように，いつもより激しく泣いているとき．（怪我または病気を疑う．）
- 活気がないとき．
- チアノーゼや呼吸の問題があるとき．
- 赤ちゃんの普段と異なる様子に養育者が不安を感じるとき．
- 嘔吐・便秘など，いつもとは異なる消化器症状があるとき．
- 発熱があるとき．
- 体重の増えが悪いとき．（便や尿が減ったとき．）
- 赤ちゃんのお腹が張っているとき．

医学的な問題がなさそうなのに泣いているなら，こんな理由があるのかも……

- 機嫌が悪い．
- 室温が高い，服を着すぎて暑い．
- 服に虫や商品タグがついていてチクチクする．
- お客さまとの遭遇などの新しい経験が理解力を超え，興奮している．
- 養育者が緊張したり落ち込んだりしている．

- 赤ちゃんがひどく泣いてしまうまで授乳を開始しない習慣がある．
- 授乳間隔や，授乳時間を決めている習慣に対する不満を泣いて示している．
- 単に退屈している．
- 夜泣きの場合は，眠たいのに眠れないことで泣いているときもある．

- 排尿と排便の両方が十分に認められるときには，母乳や人工乳が足りないのではなく，一般的には他の理由で泣いています．（第3章〈p.121〉参照．）
- ひどく泣いてしまったときは授乳のタイミングとしては遅すぎることを，妊娠中・産後の入院中から伝えておくと，育児をする女性や周りの人が赤ちゃんの泣き声に悩む機会は減るでしょう．
- ラ・レーチェ・リーグの小冊子「赤ちゃんが泣くとき」などのわかりやすい解説をお渡しすることも役に立ちます．
- 普段の子どもの様子を観察して言葉にしてみる習慣も，育児能力のひとつです．

3 母乳や人工乳が
足りないのですか?

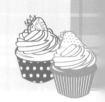

　母乳が足りないときの科学的根拠に基づいた解決策は第3章（p.128）もご参照ください．方法を伝えるときに注意する点のひとつは，産院でのケアそのものが不安の原因になりえるということです．「大袈裟ではないですか？」，「私たちは産後の母子の健康のために最善を尽くしているのに？」と感じた方は，ここからの解説は読み飛ばして p.210 のインフォグラフィックをまずご覧ください．p.210 では母乳不足や母乳不足感につながる産院のケアにはどのようなものがあるのかをまとめています．また，p.212 に示したインフォグラフィックでは，母乳が足りているかどうかの評価の方法についてまとめました．

　母乳が足りないことは赤ちゃんの健康にとって重大な問題です．女性たちも心配しやすい問題であるため，こちらから尋ねるまでもなく質問してくる人は多くいます．ところが，「母乳や人工乳が足りないのですか？」と心配しているのは本当に補足が必要な親子ばかりではありません．実際には足りているにもかかわらず「足りないかもしれない」と感じる「不安そのもの」（母乳不足感）が主な悩みである場合もかなり多いのです．

　さて，ここからは母乳が足りないかもしれないという不安に対して回答するための知識を解説していきます．母乳不足・母乳不足感に関しては，産院でのケアが非常に大きな影響を与えますから，どのような影響があるのか，そしてそれを踏まえてどのように回答すればいいのかを順番にみていきます．

「母乳不足感」がうまれるのはなぜ？

　この「母乳が足りないかも」という不安はどこから生まれているのでしょうか．育児をしていれば，すべての人が抱えることを避けられない不安なのでしょうか．

　どんなに過不足ないケアを受けたとしても，赤ちゃんの成長に必要な量の母乳が出ない人は残念ながらゼロにはなりません．ですから「必要な補足量を足せているかが心配」という人は，ケアのいかんにかかわらずこれからも一定数

はい続けることでしょう．一方で，筆者の経験からいえば，過不足のないケアができれば「（実際には母乳や補足は足りているのにもかかわらず）足りていないと心配」と悩む人は産後の日数が経つにつれて減っていきます．（この点に関しては，今後，科学的にデータが蓄積されていくことが望まれます.）

　産後すぐの「母乳を増やしにくいケア」は一般的なケアの中にも混ざっています．乳児健診のときなどに母子保健医療従事者が妥当とはいえない助言をしていることも少なくありません．よかれと思って行ったケアや伝えた情報によって，かえって母乳を出にくくさせてしまっていることもしばしば認められます．（例えば，母乳が実際には足りている親子に対して，人工乳の補足を指示することなどです.）

　過不足なく母乳が出るためにはどうすればよいのかについて，最近では育児する主体である女性たち自身が，産前から科学的に妥当な知識を手にしていることもあります．WHO や CDC，ラ・レーチェ・リーグなどの Web サイトや書籍から情報を手に入れることは以前より容易になっているからです．それぞれの女性が，以前の出産で科学的な根拠に基づく産後のケアを受けた経験があるとか，Web や書籍から得た知識をもっている場合には，現在産院で受けているケアが「母乳を増やしにくいもの」であれば不安を感じるかもしれません．ですが，そのようなときも「母乳だけで赤ちゃんを育てたいと言って，こだわりの強い扱いにくい患者だと思われるのはつらい」とか，「赤ちゃんを預かってくれている専門家の人たちに対して，素人から疑問を伝えるのは失礼かもしれない」と気にして，不安でも，スタッフの指示に素直に従ったという女性も多くいます．母乳育児をしたいと訴えない女性の中にも，楽に母乳育児をするためにもっと別のケアを受けられたらいいのに，と心配している人がいるのです.

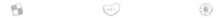

　問題なく母乳を出して，母子の関係を損なわないためのケアがどのようなものであるかは，すでにメタアナリシスにより明らかになってきています．それをまとめたもののひとつが「母乳育児がうまくいくための 10 のステップ」ですが，まだあまり普及しているとはいえません.

　母乳不足や母乳不足感についての質問をした女性たちは，すぐに人工乳の利用を提案されることが多くあります．ですが，母乳が足りないのではないか？

と心配する人に対しては，医学的にはまず「母乳が出ているかどうか」を適切にアセスメントすることが重要です．アセスメントをせずに母乳が出ていないと判断することはできません．

　ところが，科学的根拠によらないアセスメントで，赤ちゃんの体重の増えの悪さや，場合によっては赤ちゃんが泣き続けるということだけを根拠に母乳が出ていないと判断されて，解決方法としてまず人工乳の利用を提案されることがあります．ですが人工乳の利用は，母乳を増やすことにつながりません．（それどころか，母乳が減ってしまうことさえあります．）

　さらにその際に，一足飛びに「人工乳でも子どもは育ちますよ」，「うちの子は人工乳で育ちましたが病気ひとつしたことはないです」と支援者から伝えられることもあるようです．それは p.85 で紹介した例でいえば「補聴器が使える難聴です」と診断する前に，即座に「あなたはこの先ずっと聞こえません」と回答されることに等しいのです．

　赤ちゃんの様子と尿・便の様子などから適切にアセスメントし，必要な栄養が足りているようであれば，「母乳だけで育児できている」ことを伝えます．

　飲んでいる量に不足がある場合，不足している事実をガッカリさせないような言葉遣いで伝えるところから支援が始まります．赤ちゃんが飲めている量が少ないように見えても母乳自体は十分に作られていることは多くあります．授乳姿勢を調整したり，搾乳を飲ませることによって作られた母乳がしっかり赤ちゃんの口に入るならば，人工乳による補足は不要になります．

　授乳姿勢に問題はなく，搾乳を飲ませてもなお母乳が不足しているときには，（早産児では）母乳バンクの母乳が利用できることもあります．搾乳も母乳バンクも使えない場合に使える安全な母乳代用品は，適切に準備されたミルクアレルギーの赤ちゃん向けのエレメンタルフォーミュラで，その次に乳児用調製粉乳や乳児用調製液状乳です．十分な情報を得たうえで，育児する女性が補足に何を使うかを**選択できる**ことが望ましいです．

　「10 のステップ」は**母乳育児を続けるために，母乳の量を減らさないことや増やしすぎないことを前提にしたケアがどのようなものであるかを示しています**．これから，このようなシステムが普及することが母子の健康のためにも望まれます．

母乳育児を難しくしてしまうかもしれないケアとは？

女性たちが母乳育児において困る問題である，母乳育児を困難にしかねない
ケアについて表4-1，そして，p.210のインフォグラフィックに示しています．
これは施設が改善を検討する必要のあるケアだといえます．すべてをすぐに変
更することは困難だとしても，このうちどれか1つのケアを改善すれば，1つ
分以上の問題が解決していきます．それは，育児する女性の笑顔の時間を増や
すことにつながります．

①健康で満期産で産まれた赤ちゃんでも産後すぐの早期母子接触が選べない．

早期母子接触を選べないということは，早期母子接触による健康面での次の
ような利点を母子が得られないということでもあります．（もちろん，早産
児・後期早産児や，合併症をもつ母子においてはこの限りではありません．）

・赤ちゃんを触ったり，匂いを嗅いだりすることによってオキシトシンが出
やすくなる．

表4-1　**母乳育児を困難にしかねないケア**

①健康で満期産で産まれた赤ちゃんでも産後すぐの**早期母子接触が選べない**．
②健康で満期産で産まれた赤ちゃんでも産後すぐの**母子同室・母子同床が選べない**．
③分娩誘発や分娩促進に外因性のオキシトシンを使うと，**脳下垂体などから分泌される内因性のオキシトシン**の分泌が減る可能性があることを意識しない産後ケア．
④母子に合併症がないにもかかわらず，**帝王切開後であるというだけで長期間母子分離**しか選べない．
⑤産後の女性を対象とした**人工乳メーカーから派遣された栄養士と呼ばれる人による栄養指導**や，メーカーが供与した人工乳の使用・サンプル提供を拒否できない．
⑥授乳後に毎回，補足の必要性を評価せずに**人工乳を哺乳瓶で補足**する．
⑦母子別室で，スケジュールとして**決まっている授乳回数が少ない**．
⑧補足するときに補足する理由や補足を止めるタイミング，補足の減らし方を**説明**していない．
⑨**補足量がどの赤ちゃんでも同じ量**である．
⑩補足に搾乳を使わない．
⑪1ヵ月健診時の，1日あたりの体重増加を出生時体重から計算する．
⑫欲しがるサインに応じた授乳ではなく，赤ちゃんが**強く泣き叫んでからの授乳**を勧める指導．
⑬足りているかどうかを評価する基準として「赤ちゃんが泣いているかどうか」だけを伝える．
⑭母乳育児を希望する女性に対して，補足が必要なときに退院後の補足量を決めるためのフォローがない．

・産後すぐの早期母子接触の時間に，母子ともに初めての授乳を経験しやすい．赤ちゃんは羊水に似ているといわれる乳輪の匂いに引き寄せられ，多くの原始反射が組み合わされて乳頭乳輪体を自分でくわえて吸着する経験ができる．たとえくわえられなくても，体温・呼吸・心拍・血圧が安定しやすいという利点がある．酸素飽和度をモニターしておくと，安全に呼吸できる姿勢を知る経験にもなる．母親は，赤ちゃんのもつ母乳を飲もうとする能力を目の当たりにすることで，赤ちゃんを信じるという経験ができる．これが以後の授乳を楽にする．（吸着できないからといって，あわてて赤ちゃんの口に乳首を押し込むようなことは避けることが重要．）

・初回授乳が早いと，胎盤娩出後に急上昇しその後急激に減少するプロラクチン濃度が低下しにくくなる．このことは母乳の安定した分泌につながる．

・胎内では無菌だった赤ちゃんの皮膚に正常細菌叢が定着しやすい．

・早期母子接触により，胎外に出て大きく変わる赤ちゃんの心肺機能が安定しやすい．また，早期母子接触は空気中の生活に早く馴染むために役立つ．

・母親に抱きしめられることで聞き慣れた鼓動や腸の動く音が聞こえ，赤ちゃんが安心しやすい．

　もちろん，健康面に限らず，抱いた赤ちゃんの動きに癒されたりワクワクしたりするということも，大きな利点のひとつになります．

②健康で満期産で産まれた赤ちゃんでも産後すぐの母子同室・母子同床が選べない．

　これは，満期産で生まれた健康な赤ちゃんとの母子同室・母子同床から母子が得られる次の利点が得られないということでもあります．

・赤ちゃんが母乳を欲しがるサインを理解しやすくなり，赤ちゃんが激しく泣くことが減る．（激しく泣くと酸素飽和度が下がる．）また，ひどく泣く前に哺乳行動を始めると，赤ちゃんは落ち着きやすい．

・授乳のために授乳室に移動する必要がないので，赤ちゃんは飲みたいタイミングですぐに母乳をもらえる．母親も移動によるストレスがない．

・無菌だった赤ちゃんの皮膚に，母親の皮膚の常在菌が定着しやすい．

・たびたび授乳できると母乳が早く出始めるため，補足が必要になりにくい．

・母乳のみを飲んでいる赤ちゃんでは，無菌だった赤ちゃんの腸管に定着す

る細菌叢が母乳中に含まれるビフィズス菌など，健康的な菌種が中心になりやすい．人工乳を補足すると大腸菌が優位になりやすいことも知られている．

- ・赤ちゃんの匂いや声により女性の体内でオキシトシンが出やすくなる．これは母乳が作られ，また作られた母乳をしっかりと出すことに役立つ．
- ・母乳の量が適切に出るようになるのが早い．（足りなくなりにくいだけでなく，作りすぎにもなりにくい．）
- ・授乳を練習する機会が増えるので，適切な授乳姿勢を見つけるのが早い．
- ・乳房がカチカチに張ったり，炎症が起きて赤くなったりすることを避けやすい．
- ・わが子がどんなリズムで生活をしているかがわかる．（規則正しく母乳を欲しがる子はそれほど多くなく，まとめて飲んでまとめて寝る子や，気まぐれに欲しがる子など，いろいろな子どもがいる．2人目以降の子どもが上の子と異なるリズムなのも珍しくない．）
- ・退院するまでに，わが子がどんな性格なのかを理解する機会が増える．

③**分娩誘発や分娩促進に外因性のオキシトシンを使うと，脳下垂体などから分泌される内因性のオキシトシンの分泌が減る可能性があることを意識しない産後ケア．**

医学的適応の問題で外因性のオキシトシン利用が必要なことはあります．

使用を禁止するのではなく，内因性のオキシトシン分泌を減らすリスクがある医療介入を実施している事実を認識し，母乳育児を希望している女性への産後のケアを計画・実施できるとよいでしょう[8]．

誘発分娩・分娩促進で外因性のオキシトシンを必要としても，産後に母乳育児しやすいケアを受けることで，母乳育児の苦労は少なくなります．無痛分娩で出産した場合も，産後の妥当なケアは母乳を出すために有効に働きます．

④**母子に合併症がないにもかかわらず，帝王切開後であるというだけで長期間母子分離しか選べない．**

このような対応をする施設はまだ多くあると思います．その結果，母子分

離により乳汁生成2期の開始が遅れたり，子どもが乳房に吸着するのが困難になったりすることもあります．特に吸着が困難になると，育児の困難さ，苦手意識も増悪しやすくなります．

⑤産後の女性を対象とした人工乳メーカーから派遣された栄養士と呼ばれる人による栄養指導や，メーカーが供与した人工乳の使用・サンプル提供を拒否できない．

　人工乳のメーカーから発信される情報は，ときとして母乳育児を難しくしてしまうことがあります．また今後の人工乳の販売のために，母親たちの個人情報を集めていることもあります．粉ミルクを溶かした時点で70℃以上の熱湯で調乳するのは髄膜炎も起こすサカザキ菌を殺菌するためですが，どうして70℃以上なのかを伝えていないことも珍しくありません．お土産として人工乳のサンプルを産院から渡されると，そのメーカーの製品を「産院が医学的に好ましい製品として推奨している」と誤解する母親は多くいます．このようなサンプルの提供は，「母乳代用品のマーケティングに関する国際規準」に違反していることにも注意が必要です．

⑥授乳後に毎回，補足の必要性を評価せずに人工乳を哺乳瓶で補足する．

　この結果，母親の乳首から，人工の乳首から，あるいはそのどちらからも飲むのが難しくなる子どもは少なくありません．（いわゆる乳頭混乱．）

　赤ちゃんが飲んだ母乳量を毎回計測して，○g飲まなかったなら人工乳を飲ませる，と決めている施設もあります．ですがこのような場合も，授乳回数を増やすことや搾乳の使用，授乳姿勢の適正化を提案していないのであれば，真に補足の必要性が評価できているとはいえません．

⑦母子別室で，スケジュールとして決まっている授乳回数が少ない．

　スタッフの数が少ないためか，そのほうが女性を休ませられると信じているためか，授乳回数が1日5〜6回くらいのマニュアルを設けている施設もあります．ですがこれは，赤ちゃんが生理的に必要としている授乳回数よりかなり少ない回数です．そのため，母親は退院後に急に授乳回数が増えて慌てることになります．

母子同室をした場合，産後0〜3日の授乳回数は，満期で生まれて体重も正常範囲の合併症をもたない赤ちゃんでは，1日あたり10回前後です．15回を超えることも珍しくありません．

⑧補足するときに補足する理由や補足を止めるタイミング，補足の減らし方を説明していない．

補足に人工乳を使う指示を出すときは，人工乳を搾乳に置き換えていく方法を提案したり，数日後に赤ちゃんの体重を計測して必要な補足量を補正したりする必要があります．

母乳だけでの育児を希望する女性だけでなく，混合栄養を希望する女性に対しても，必要な補足量をともに考えていけば，長期の母乳育児を支えられます．

⑨補足量がどの赤ちゃんでも同じ量である．

補足量を決めている施設では，赤ちゃんが飲みとる母乳の量が増えないばかりでなく，乳房緊満の対策として搾乳を行うことより，母乳分泌過多になる可能性もでてきます．

作られる母乳が少ない女性では，乳汁生成3期の性質として，出しただけ作られるという原則があります．補足量が多すぎると赤ちゃんが飲みとる量が増えないため，母乳の量も増えにくくなります．

母乳がたくさん作られている女性の場合，多すぎる補足によって（直接か搾乳かにかかわらず）乳房からの排乳が減ると，作られた母乳が乳房内に残ったり浮腫んだりして，乳房緊満などが起きることもあります．乳房緊満により乳房や乳輪に痛みが出ると，オキシトシンの分泌が抑制され，作られる母乳の量が減ることにつながります．

人によってはこれが乳腺炎に発展し，発熱することもあります．また，病的に乳房や乳輪，乳首が硬くなることは赤ちゃんの哺乳困難にもつながります．痛み対策としていわゆる乳房マッサージを行う施設もありますが，その際に母乳を排出しすぎてしまうと，**母乳分泌過多の状態を引き起こします**．マッサージ手技によって乳房外に出された母乳を，赤ちゃんの口に入れずに，タオルに吸わせて破棄している施設もあります．タオルに吸わせた母乳を破

棄して，人工乳を補足することをつらく思う女性は少なくありません．そして，つらいと思うことを伝えるのはワガママかもしれないと遠慮している女性もまた多くいます．

⑩補足に搾乳を使わない．

　乳汁生成 3 期になると，母乳は出せば出すだけ作られる量が増えていきます．ですから，直接授乳が困難な親子や，母子分離している親子では母乳を増やすために搾乳が有用です．ところが，補足に搾乳を使わない施設や，母乳をうまく搾乳する方法を伝えていない施設はまだ多くあります．搾乳しすぎてしまうと，母乳が作られすぎて，痛みや乳腺炎をはじめとした多くの炎症性病変の原因にもなるので，適切な搾乳の量を伝えることも大切です．直接授乳が最も過不足なく排乳しやすいため，機会をみて，搾乳による補足から直接授乳へと移行できるよう支援していきます．

⑪1ヵ月健診時の，1日あたりの体重増加を出生時体重から計算する．

　1ヵ月健診の体重増加は，**最低体重または退院時の体重から 1 日平均何 g 増えているか**で評価する必要があります．出生時体重からの体重変化で評価してしまうと，生理的な体重減少があるため計算上の体重増加量が少なく評価されて，栄養は足りているのにもかかわらず「母乳が足りない」と伝えることになってしまいます．望ましい正常範囲の体重増加は個人差がありますが，1 日平均 25〜60 g くらいです．母乳育児に詳しい小児科医との連携が取れると，女性はより安心して赤ちゃんを育てることができるでしょう．

⑫欲しがるサインに応じた授乳ではなく，赤ちゃんが強く泣き叫んでからの授乳を勧める指導．

　泣き叫ぶようになったときには赤ちゃんは慌ててしまっていますから，舌も上がって深く吸着できません．このような状態で授乳を始めると哺乳行動が困難になりやすく，また激しい泣き声を聞いている女性自身が落ち着きを失ってしまうこともあります．

⑬足りているかどうかを評価する基準として「赤ちゃんが泣いているかどうか」だけを伝える.

　このような伝え方は役に立ちません. 赤ちゃんの排尿量や便の量, 便の様子による評価方法を伝えておけば, 女性は栄養が足りているかどうかを自分で自信をもって評価できるようになり, 母乳育児を続けやすくなります.

⑭母乳育児を希望している女性に対して, 補足が必要なときに退院後の補足量を決めるためのフォローがない.

　母乳育児を続けるためには, 補足量が多過ぎないか, いわゆる乳頭混乱を起こしていないかを退院後もフォローすることが, 医学的に不可欠です. フォローとして, 2週間健診で「体重は増えてますね. 今のペースでがんばってくださいね. 人工乳でも赤ちゃんは健康に育ちますからね」とだけ伝えることは, 母乳育児を希望している女性に対しては不適切な支援といえます. 人工乳は多すぎないか, 直接授乳に苦労していないかの確認に加えて, 母乳の量が減っていないか, 母乳復帰（リラクテーション）を希望していないかを確認して, 必要なケアを行うことが退院後も必要です.

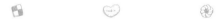

　ここまで述べてきたようなケアや指導が重なった結果,「母乳不足」や「母乳不足感」につながっていきます.

　これらのケアのすべてをすぐに変えなくても, 1つ改善すれば, 赤ちゃんにとっての母乳不足も, 女性にとっての母乳不足感も**1つ分以上**が解決に近づきます. すぐにできるところを変えられるのは大切な一歩です.「母乳育児支援講座　改訂2版」や,「母乳育児支援スタンダード　改訂2版」といった教科書には, 母子同室・母子同床で得られる利点の科学的根拠が詳しく書かれているため, 施設のマニュアルを決める際の参考になります.

　産後にいろいろなことに心がワクワク, キュンキュンする機会をもつことのできた女性ではオキシトシンが出やすくなります. オキシトシンが出れば作られた母乳がスムーズに排乳されるので, 赤ちゃんも飲みやすくなります. また, オキシトシンが分泌されているときには触れるものへの愛着を感じたり, 学習能力が増したりするなどの新しい実験データも次々に出ています[9].

母乳育児をみなで支えていくために

　母乳だけで育児することを希望していたにもかかわらず，産院でのケアや情報提供もあいまってその希望が叶わなくなったことを残念に感じる女性は多くいます．また，母乳が出ていても人工乳を使うべきだと思い込んでいる女性もいます．そのような女性たちが「母乳が足りてないようでつらいです」と訴えたときに，信頼している母子保健医療従事者から母乳育児をスムーズに進めていける情報やケアを受けられるように準備しておくことは，施設にできる重要な役割です．

　ところが，母乳育児を楽に楽しく続けるための情報やケアを得られない女性は，現代のわが国にあって少なくありません．さらに，母乳育児を希望して質問をしたときに最初に受け取る回答が，母乳育児を快適に行うためのものではなく，「人工乳でもいいですよ」，「人工乳でも子どもは育ちますよ」であることも多くあります．その結果として，母乳育児の困難さに悩んでいる女性は，親としての自分の体はわが子を育てるだけの乳汁を作ることはできないのだとがっかりして，つらく感じることになります．

　どのように栄養を選んでも栄養不足はあってはならないことです．

　今，栄養不足になっていないということに加えて，長く母乳育児を続けるという視点の大切さもわかってきています．これは，母乳が用量依存的に母子の健康に貢献するからです．**一滴でも母乳をあげられれば母乳育児です**．さらに，母乳育児は長く続けるほど，親子の健康に寄与します．

　母乳にせよ人工栄養にせよ，圧倒的に産後に受けるケアが不足しているわが国の現状にあっては，混合栄養はまだ乳児栄養の1つの選択肢なのかもしれません．実際には，施設としては，母乳だけや人工乳だけの育児のほうが，混合栄養による育児のケアより容易です．（混合栄養において，補足量の決定など必要なケアをすべて実施する場合．）

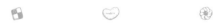

2023 年，筆者は第 75 回日本産科婦人科学会学術講演会に現地とオンデマンドとで参加しました．そこでは母乳育児のみならず，産褥期，つまり赤ちゃんを育てる女性の健康についての講演や発表演題ははほとんどありませんでした．

　もちろん，学会においては安全な妊娠・出産，悪性腫瘍の最新治療やホルモン療法，良性疾患の手術の技術向上などに関して，多くの産婦人科医の頑張りを見聞きすることができました．

　こんなに忙しい産婦人科医に，さらに赤ちゃんと暮らす女性のケアや乳児栄養の支援まで希望することは無理なのかとも筆者は考えることがあります．ですが，乳児を育てる女性の心身の健康の向上のためには，乳児栄養の問題にも目を向けることが有効なはずです．

　近年は，施設の数が減少し，そもそもお産をする施設を選べない状況が進んできています．施設を選べないということは，産後のケアを選べないということでもあります．どのような施設でお産をすることになっても，希望する乳児栄養のかたちが叶うケアを提供するために，医師にできることは多くあるはずです．

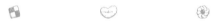

　今の診療とケアとでいっぱいいっぱいで，新しいケアを始める余裕のない施設は少なくないのかもしれません．ですが，育児する女性や赤ちゃんの心身の健康に役立ちにくいケアに手間と時間をかけてはいないかどうか見直すこと，すなわちケアの優先順位のパラダイムシフトが，今後ますます必要です．

　WHO や UNICEF，ABM，ラ・レーチェ・リーグ，ILCA などにより共同制作された，**イノチェンティ宣言 2005 年版**では，母乳育児について**表 4-2**のように述べられています．

　ここにも記されているように，生後 6 ヵ月間は母乳だけで育てられると健康への利益が多くなります．母乳だけの育児は赤ちゃんを育てる女性にとっても健康的に利点があるだけでなく，（軌道にのるまでに苦労することがあっても）慣れてからは圧倒的に楽な乳児栄養方法です．

　イノチェンティ宣言 2005 年版は発展途上国の子どもだけでなく，先進国で育つ子どもも含めたすべての子どもの健康を守るための宣言です．

　日本は先進国なのだからいつでも人工乳が手に入るはずだと考えている人も

表 4-2　乳幼児の栄養に関するイノチェンティ宣言 2005 年版

> 母乳育児がもっと行われるようにするだけで，1 日に 3500 人以上の子どもの命を救う
> ことができ，これは，他のどのような予防的介入を行なうよりも効果があります.
>
> **人権の原則，とりわけ「子どもの権利条約」に具体化されている事柄が受け入れられる**
> **ことにより，わたしたちの目指すところは，次のような環境を整えることで実現されます.**
> **すなわち，母親や家族，その他の養育者が最適な栄養法についての情報を与えられた上で**
> **の選択ができるような環境です.**
> 最適な栄養法とは，生後 6 ヵ月間は完全に母乳だけで育て，その後，適切な補完食を与
> えながら 2 歳かそれ以上まで母乳育児を続けることと定義されます.
> わたしたちの目指すところを実現するには，熟練した実際的な援助が必要とされます.
> その援助により，乳幼児が達成可能な最高水準の健康と発達に到達することができ，それ
> はすべての子どもにとっての権利として普遍的に認められています.

（NPO 法人日本ラクテーション・コンサルタント協会（訳）：乳幼児の栄養に関するイノチェンティ
宣言 2005 年版〈https://jalc-net.jp/dl/Innocenti2007.pdf〉より）

多くいます．ですが乳児栄養を考えるときに忘れてはいけないのは，この国の
災害の多さです．災害時には水も電気もガスも止まります．そのような状況で
は人工乳の調乳や哺乳瓶の清潔を守ることも難しくなりかねません.

　また，貧困という観点から考えることも必要です．最近は物価上昇が続いて
おり，人工乳のために払う費用（粉ミルクの場合 1 ヵ月 1 万円くらい，液体ミ
ルクの場合 1 ヵ月で 2〜3 万円程度）を高いと感じる親が増えてきかねない状
況です．金銭的に困っていれば，人工乳を作る濃度・温度を守れないとか，赤
ちゃんが飲み残した人工乳を捨てずに使ってしまうおそれもでてきます.

　先進国といえども，災害時や貧困などの視点から乳児栄養を考えることも不
可欠なのです.

　各施設で乳児栄養の基礎を守る部分が手薄になる理由のひとつとして，新生
児は（コスト的には）「母親の付属物」であるとされているが故に，新生児に
対する看護師などのスタッフの配置基準が法律によって規定されていない，と
いうこともあげられます．例えば，母子別室の際に赤ちゃんを預かる新生児室
で，何人のスタッフが必要かについての法律はまだありません．参考までに，
保育園で 0 歳児を保育する場合は厚生労働省「児童福祉施設の設備及び運営に
関する基準（第 33 条）」でおおむね 3 人の乳児（0 歳児）に対して 1 人の保育
士を配置することが規定されています．生後すぐの新生児は，呼吸や循環が不

安定です．新生児の安全を守るためには，保育園に関して規定されている以上の，スタッフの配置基準を規定する法律や，診療報酬上の加算が必要ではないでしょうか．新生児のケアに必要な人員を確保できる仕組みは，母子同室・母子別室にかかわらず喫緊の課題です．

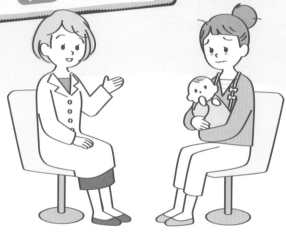

「母乳が足りないのですか?」と聞かれたら

その1

まず考えたいこと

● 産院で, 母乳が出にくくなるようなケアをルーチンで行っている可能性がある. いきなりすべてを変えることはできなくても, どの判断や行為が母乳分泌量に影響するかを, 医師は知っておきたい.

● 産後すぐのケアが原因で母乳育児が困難となっても, リラックスできる環境があり, 適切な授乳姿勢と吸着をして, 痛くない搾乳を続けていると, 退院後でも母乳育児の苦労は減らすことができる.

産院でのこのようなケアが母乳産生量を減らして
母乳育児を困難にしているかも……

帝王切開後の
長めの母子分離

人工乳メーカーの
社員による
栄養指導や
サンプル提供

母子同室の
選択肢がない

人工乳メーカー
からの無償の
人工乳提供

補足の
選択肢に
搾乳がない

補足に関する
産後の
フォローがない

乳児の必要量を
検討をせずに
一律の補足を
行っている

1日あたりの体重
増加を出生時体重から
計算する

母子別室で
授乳回数が
少ない

産後の早期
母子接触が
できない

内因性オキシト
シンの分泌低下の
可能性を意識して
いないケア

授乳枕を使った
画一的な
授乳姿勢の指導

赤ちゃんが泣いたときが
授乳のタイミングだと
伝える
（赤ちゃんが母乳を欲しがる
サインを伝えない）

赤ちゃんが泣くと
母乳不足だと
伝える

「母乳が足りないのですか?」と聞かれたら その2

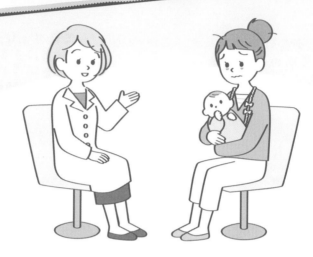

● まず, どんなときに不足していると感じたのかを傾聴する.

● 栄養不足を心配しているからこその
  不安であることを共有する.

● 補足の必要性の有無を医学的にアセスメントし,
  補足が必要な場合には具体的な方法を伝える.
  （第3章〈p.128〉を参照）

● 「赤ちゃんを守るために頑張っていらっしゃいますね」
  などのねぎらいの言葉を必ず添える.

母乳は足りている？ 足りていない？ （母乳だけで育てている場合）

●望ましい状態

- 必要な量＝作られている母乳の量となっている．
- 実際には量は足りている状態だが，乳房緊満がなくなったとか，搾っても出ないなどの理由から母乳不足を感じることがある．
- 母乳不足**感**で悩むのは，産後 3〜4 週以降が多い．

●搾乳しすぎた場合や，授乳間隔があいた状態

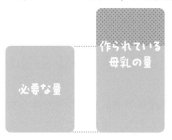

- 必要な量＜作られている母乳の量となっている．
- 母乳分泌過多の状態．
- この状態では，授乳をしても乳房がスッキリしないことがある．また，授乳後に赤ちゃんが泣いていることがある．これは，溢乳（酸性胃内容物の逆流）による不快感などで泣いている場合が多い．

●産後 0〜1 日目の多くの母子の状態

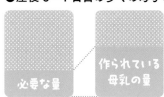

- 産後すぐで，必要量も母乳分泌量も多くなく，必要な量＜作られている母乳の量となっている．
- 母子ともに授乳の練習の時期．
- 母乳が作られていても飲みとれないことも多い．（特に母子別室の施設では多い．）
- この状態で人工乳を補足することは，作られる母乳の量がなかなか増えない原因になり得る．

●母乳の分泌が遅れていたり，母子別室の場合に多くみられる状態

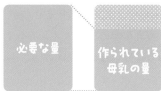

- 必要な量＞作られている母乳の量となっている．
- **補足が必要**．補足には搾乳も使える．
- 搾乳を使うと手間は増えるが，出る母乳の量も増えてくる．それぞれの女性と相談のうえ，搾乳を使うか人工乳を使うかを決められることが望ましい．
- 搾乳で母乳の量が増えるまでには数日は必要になることが多い．
- 母乳が出てさえいれば，赤ちゃんはそのうち飲めるようになることが多い．補足するときは，減らすところまで支援することが必要．

4 授乳が痛いです

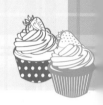

　216 ページのインフォグラフィックでは，授乳の痛みに関する問題にはどのようなものがあるかを示しています．産前の母親学級や両親学級で，簡単な痛み対策があることをお知らせしておくと，痛みを我慢する女性は少なくなります．痛いのは忍耐がないわけでもなく，わが子を思う心が薄いのでもありません．痛むのはたいてい，授乳姿勢や吸着が原因なのであって，ほとんどの場合は技術やタイミングの工夫で軽くすることができます．

　授乳中の痛みの原因には，母乳分泌過多が意外と多いことも意識しておきます（第 1 章〈p.32〉参照）．

　授乳は痛くて当たり前だと信じている人は，医療従事者にも，授乳をする女性にもいまだ多くいます．筆者の母乳外来でもときどき，産後すぐから「授乳は痛くて当たり前である」と思い込んでしまっている人に出会います．そのような方は，乳児健診などで「お困りのことはないですか？」と母子保健医療従事者に尋ねられても，授乳の痛みは我慢すべきであると信じてしまっているために，なかなか痛みを訴えません．ですが，授乳の痛みはつらいですし，決して，訴える必要のない軽い悩みなどではありません．

　授乳の痛みが原因で母乳育児を止める人は多くいます．そして，母乳育児を希望していたにもかかわらず母乳育児がうまくいかなかった人では，産後うつの発症が増えることがわかっています[1]．

　「授乳に関してどのようにお感じですか？」という質問によって「痛み」の存在を引き出した場合，必ずしも医師がすべてに対応する必要はありませんが，助産師・看護師・保健師などに情報を引き継ぎ，授乳姿勢のアセスメントや工夫の提案まで頼めるシステムがあれば，育児する女性たちはより安心です．

　　第 1 章（p.9）でも説明した通り，食事によって授乳時の痛みを予防したり治療したりできるということを示した科学的根拠は現在のところありません．にも

かかわらず，母乳育児をする女性に対して，高脂肪食を避けるという，適切とはいえない指示をする母子保健医療従事者はまだ多くいます．確かに，生活習慣病などの治療としての食事制限は必要です．ですが，ここでの対象は，満期で生まれた健康な赤ちゃんを育てている健康な女性なのです．多くの専門家から母乳育児している健康な女性に対して「ケーキはダメ」，「焼き肉はダメ」という指示が，けっこう厳しい口調で妊婦健診・母親学級・産後の育児指導や，インターネット上で伝えられている現状があります．

　母乳を作り，子どもを育てるために多くのエネルギーを必要としている女性たちにとって，食事制限はかなりの負担になります．おいしいものを食べて自分に必要なエネルギーを得るのは当然のことですし，責められるべきことではありません．当然の欲求を無視して食事制限を指示することは，女性の自尊心や自己効力感を傷つけることにもつながりかねません．

　片方5分で授乳を中断し，反対側も5分経つと授乳を中断する，いわゆる制限授乳は痛みのみならず，母乳不足の原因にもなります．また，授乳枕ありきの授乳姿勢は乳頭乳輪体に深く吸着しにくいために赤ちゃんの口が外れやすく，しばしば授乳中の腰や肩・手首の痛みや乳腺炎スペクトラムに属する炎症疾患の原因となっています．よほど授乳が痛くてつらい人では個別の対応が必要ですが，一般的には産後すぐの「授乳指導」では，自律授乳，つまり赤ちゃんが示す欲しがるサインに気付けば授乳するように伝えるだけでも日に日に問題のない授乳ができるようになっていきます．（本来，授乳は学習していく行動であり，他人が導くことができるものではありません．ですから使う言葉も，「指導」よりも「情報提供」というような言葉のほうが適切です．）助産師でIBCLCであるColsonの"Biological Nurturing"[10]を読むと，赤ちゃんが母乳を飲むための能力をとてもたくさんもっていることを知ることができます（第2章〈p.60〉参照）．

　授乳の痛み対策については，なかなか広く知られるようになっていません．乳児栄養がより楽になる支援をどうすれば普及させられるのかを，IBCLCとして考えながら筆者は本書を届けています．

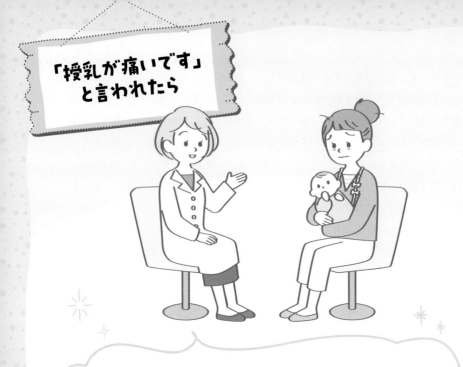

「授乳が痛いです」と言われたら

- まず，痛みがつらいことに共感する．

- いつから，どこが，どのように痛いのかを確認する．

- 直接授乳観察用紙（表2-2〈p.72〉参照）にしたがって原因をアセスメントする．

- 痛みの対策方法を1つか2つ伝える．

- 「痛いのに何とか授乳しようと頑張っていらっしゃいますね」などのねぎらいの言葉を必ず添える．

- 痛みの対策として人工乳を使用することは，排乳量が減ったり，吸着の方法が変わって赤ちゃんが戸惑ったりする原因になりかねない．痛みを解決するはずが，むしろ痛みを増悪させてしまうことも多い．

授乳の痛みの原因は？

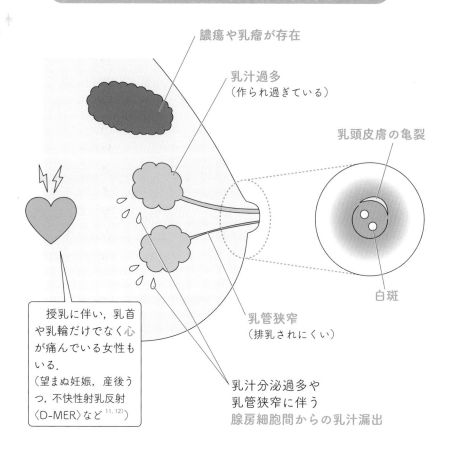

膿瘍や乳瘤が存在

乳汁過多
（作られ過ぎている）

乳頭皮膚の亀裂

白斑

乳管狭窄
（排乳されにくい）

授乳に伴い，乳首や乳輪だけでなく心が痛んでいる女性もいる．
（望まぬ妊娠，産後うつ，不快性射乳反射〈D-MER〉など[11, 12]）

乳汁分泌過多や
乳管狭窄に伴う
腺房細胞間からの乳汁漏出

赤ちゃんをどんなふうに抱っこしているか，
赤ちゃんがどんなふうに吸着しているかも，
授乳の痛みに大きく影響します．

※本ページでは，わかりやすさのため乳房について誇張した表現をしています．
　より正確な解説については，p.91 を参照してください．

5 寝不足がつらいです

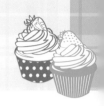

　寝不足がつらい，という訴えは産後の悩みとして重要なもののひとつです．ここからは，ベッドの共有や添え乳など，睡眠と母乳育児についてこれまでにわかっていることをみていきます．

赤ちゃんとの睡眠について，わかっていること

　さまざまな団体・学会による母子同床についての情報の違いを表4-3に示しています．母子同床や添え乳，添い寝については，ご存じの方も多いかと思いますが，赤ちゃんの安全のためにはふさわしくないという情報が米国小児科学会などから出されています．

　一方，疫学研究の結果から，赤ちゃんが睡眠中に突然亡くなってしまう乳幼児突然死症候群 sudden infant death syndrome（SIDS）のリスクを下げる要素として，仰向け寝や喫煙習慣がないことに加え母乳育児が重要であることもわかってきています．

　母乳育児では夜の授乳回数が多いことがあります．（これは，かつて人間が狩猟生活をしていた頃，敵に狙われない昼間に主に行動し，暗くなったら安全

表4-3　母子同床に関するガイドラインなどの比較

ガイドラインなどを出した団体	ガイドラインなどの視点
英国 UNICEF，ABM[13, 14]，BASIS[15, 16]，ラ・レーチェ・リーグ[17]	母乳育児中などに意図せずに同じベッドで寝てしまうことがあることを踏まえ，できるかぎり安全に母子同床できる条件を知らせている．
米国小児科学会[18]，日本周産期・新生児医学会[19]	SIDS などの問題を防止するため母子同床に対して強く注意喚起している．SIDS を予防する要因のひとつである母乳育児を継続するための情報には触れていない．

な場所で寝ていたことの名残りともいえます.）また，赤ちゃんはもともと，呼吸や循環の不安定さを抱えて生きています．乳房から飲んでいても，哺乳瓶から飲んでいても，その不安定さへの眼差しは変わりません．危険性をおそれ母子同床を避ける方法もありますが，たびたび授乳に起きることもある赤ちゃんとの夜を安全に，そして楽に過ごせる授乳姿勢と睡眠の形を選べることはより実用的でしょう.

安心・安全な睡眠のためのポイント

226 ページのインフォグラフィックでは，赤ちゃんとの睡眠について知っておきたいこと，気をつけたいことをまとめています．**ABM や BASIS，英国ユニセフなどの，安全を守るために必要な情報に加えて，ご覧ください．**（JALCのサイトにも，いくつかの資料があります[20].）

赤ちゃんは子宮の中で成長しました．お産後もいつでもお母さんと一緒にいて，ずっと抱っこしてもらえていると安心できます．また女性のほうも，妊娠していたときのように赤ちゃんが動いている様子を体感できることで安心する人は多くいます．ただし，母親に喫煙習慣があるときや，赤ちゃんが早産児であったり，低出生体重児である場合には，一緒に寝ないほうが安全です.

赤ちゃんを布団に寝かせるときは，**敷き布団は硬めのものを選ぶと呼吸がしやすいのでよいでしょう．掛け布団は赤ちゃんの顔を覆わないように大人とは別のものを使うよう心がけます．**これは，赤ちゃんの窒息を防ぐことにつながります．また，赤ちゃんの転落を防ぐために，ソファやリクライニングチェア，椅子などで一緒に寝ることは避けましょう．（赤ちゃんを一人で寝かせる場合には，大人のベッドでは寝かせないようにします.）

抗うつ剤などの薬剤を服用している場合は，女性自身の眠りが深くなりすぎることがありますから，同じベッドで眠ることは避けるようにします．自分のベッドの側にベビーベッドを置き，そこで寝かせるほうが安全です．**お酒やタバコは，SIDS のリスクを下げるためにも，やめられるとより安全です.**

「10 のステップ」は母子同室・母子同床を勧めていますが，これは母乳育児をしている場合はそのほうがより深い睡眠をとりやすいからでもあります.

母子同室の実施を産後 3〜4 日目からとしている施設は多くあります．です

が産後の夜，いったん熟睡できるようになった後に赤ちゃんと一緒に夜を過ごすようになると，（筆者の観察による印象では）夜間の授乳がよりつらいようです．

　一方で，産後すぐから赤ちゃんと夜を過ごす女性は，3〜4日目には新しい生活に馴染み始めます．産後0〜2日目くらいはアドレナリンが優位でなかなか寝付けないことが多いのですが，授乳してオキシトシンやプロラクチンが上昇すると眠気が出やすくなります．つまり，夜間に授乳することが深い眠りにつながるのです．また，赤ちゃんが側にいて，胎内にいたときと同じように動いていることを感じるだけでも安心する女性も多くいます．

　お産後，母子同室を始めるときにあらかじめ「3〜4日経ってから，赤ちゃんを預けて寝ることもできます．今は目が覚めがちな時期ですが，赤ちゃんと一緒にいるほうが安心するし，むしろよく眠れるという人も多いのですよ」と伝えておきます．すると，いざ3〜4日目になると，新しい生活に慣れてくるようで赤ちゃんを預ける人は少ないものです．母子同室をしていると，産後の入院中に赤ちゃんを一晩中ずっと預けていないとつらくてたまらないような人は，合併症のない人ではほとんどいなくなります．こうして，産後の体が赤ちゃんと一緒の生活に順応し始めます．

6 こんなはずではなかったです

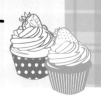

　出産を経て赤ちゃんと対面した女性たちは，これからどのような生活をしていくのでしょうか．みなさんが自信をもって，苦労の少ない生活への第一歩を踏み出していてほしいものです．

　ところが，想像とあまりに違っていて慌てたり，ガッカリしたりして困惑する女性は多くいます．そういった困惑はどうして起こるのでしょうか．

　困っている女性がしばしば抱えるのは，次のような戸惑いです．「赤ちゃんを産んだら母乳がすぐにピューピューと出ると思っていました」，「赤ちゃんが3時間続けてぐっすり寝てくれないけどどこかおかしいの？」，「混合栄養の予定だったのに，母乳／人工乳しか飲んでくれないです」，「授乳が痛いなんて知らなかったです」．

　母乳育児は，軌道に乗るまでは時間がかかったり練習が必要だったりするのだとあらかじめ知っていると，生活はうんと変わります．228ページからのインフォグラフィックは，産前に知っておくと容易に楽しく母乳育児するために役立つ知識を中心にまとめました．

　赤ちゃんを「母乳のみ」で育てることを希望する女性もいれば，「混合栄養」や「人工乳のみ」で育てることを選択する女性もいるでしょう．希望と関係なく，結果的に母乳が足りないから搾母乳や人工乳の補足を必要とすることもあります．不足しているかどうかは第3章（p.121）で示したように医師など周産期スタッフによる適切なアセスメントに基づいて判断する必要があります．補足する場合でも，授乳姿勢の工夫や補足量の提案がなされ，医学的にフォローされていくならば，いずれ補足を中止または減量していけます．育児する女性がHIV感染症治療薬や抗がん剤を使用するにあたって，母乳育児の利点よりも母乳をあげない利点をより重視して人工乳を選ぶこともあります．人工乳もペース・フィーディングといって，赤ちゃんが欲しがるときに欲しがる量ずつ飲ませていくような方法も知られてきました．最近は，不足とは関係なく社会的な事情で人工乳も併用した混合栄養を希望する人もいらっしゃいます．

ところが混合栄養の健康的な方法についてはエビデンスが乏しく，結果的に母乳が減る，母乳か人工乳かのどちらかしか飲まなくなる，足りているかどうかの評価が難しいなどの問題があります．女性本人の選択を尊重するにしても，母子の健康のためには，よりケアが必要な栄養方法であると支援者はとらえたほうが妥当です．

　赤ちゃんを表すアイコンとして，しばしば哺乳瓶が使われます．そのくらいに人工乳は普及はしていますが，母子ともに健康的に使うために必要な人工乳の量や間隔，飲ませ方についての十分なエビデンスは乏しい状態です．例えば表 3-11 で示したように，母乳は出産後 1ヵ月でほぼ最大限の量が分泌されていますが，人工乳の取り扱い説明書を読むと赤ちゃんの月齢にあわせて必要量が比例的に伸びるように示されています．つまり，取り扱い説明書に書かれている量は母乳だけで育つ赤ちゃんが飲んでいる母乳の量とはかけ離れているのです．混合栄養では，母乳を飲んでいる場合どのくらいの量を減らせばいいのか，本来ならば個々の親子に対して定期的に体重を始めとした健康状態のフォローが必要です．

　より容易に楽しく赤ちゃんの育児生活をしていく手段があることを知っていて，成果につながりやすい努力を重ねる機会を得ることを女性たちの多くは求めています．ここでは苦労の少ない育児をしていくための乳児栄養のグローバルスタンダードである母乳育児の情報を整理します．

　この本では「10 のステップ」をたびたび紹介してきました．この「10 のステップ」を実践できていて，申請した産院が WHO/UNICEF に BFH（Baby Friendly Hospital: 赤ちゃんにやさしい病院）に認定されます．筆者は BFH で勤務していたこともありますし，勤務していた施設先が BFH を目指していたこともあります．そのような施設で，母子同室のケアを女性たちの意思を尊重して続けていると，出産後の女性の多くが明るい表情で楽しそうに赤ちゃんとの生活を始めていました．

　この「10 のステップ」に従ったとしても，母乳がゆっくり出始める女性もいます．さまざまな理由で母子分離が必要になることもあります．うまく授乳ができなかったり，補足が必要だったりするのがつらくて涙する人がいないわけではありません．ですがたとえ思い通りにいかないことがあっても，10 のステップに沿った系統だった支援のできるスタッフに支えられると，女性も赤

ちゃんも毎日のように1つずつできることが増えていきます．そうすると赤ちゃんのみならず，お産した女性も自信をもって成長していくことができるのです．

産まれてすぐの赤ちゃんは，空気の中に出てきて生活が急に変わったことに驚いています．お産をした女性にとっても，赤ちゃんとどう付き合ったらいいものか，手探りの毎日が始まります．表4-4に，母乳育児でどのようなことが起きるかをあらかじめ知っているかどうかで，女性たちの新しい生活の受け止め方がどのように変わるかを示しています．

お産の前に，産後にはこれからこのような出来事が待っているのだと知っておくことで，楽に感じられる女性は多くいます．お産の前に知る機会がなかった人にも，「よく頑張っていらっしゃいますね」と，今の行動を肯定したうえで「あと○○日くらいで，この状態は終わる人がほとんどです」，「赤ちゃんは，おっぱいを飲む本能もあるけれど，実際は練習して飲めるようになる子が多いのですよ」と，医師などの専門家が見通しを伝えることで，安心することが増えます．

米国などは産後の入院期間が非常に短く，授乳で困っていることについては，（海外在住の友人からの伝聞ですが）退院後は個人でIBCLCを雇う女性が多いそうです．オーストラリアや英国では，IBCLCのカウンセリングを1時間受けると1〜3万円ぐらいかかるという話も聞いたことがあります．国や自治体から補助が出るところもあるようです．

一方，日本は産後の入院期間が長いため，（COVID-19流行前は）産後の入院中に医師や看護師，助産師などのスタッフから情報を得て，授乳や育児の技術を向上させることができていました．しかし現在は，感染症対策として入院期間が短縮したり，入院中にスタッフから情報を得る機会が減った施設が少なくないようです．

2021年，母子保健法の改正により，産後ケア事業の実施が各市町村の努力義務となりました．実際に多くの市町村で実施されるようになりましたが，自治体ごとに対応が異なっていたり，利用料が高かったり，希望するときにすぐにケアを受けられなかったり，あるいは母乳育児の悩みの解決としては十分でないシス

表 4-4　母乳育児に関する情報を知っている場合と知らない場合の比較

知っている場合	産後の女性や赤ちゃんに ついての事実	知らない場合
一滴に感動する.	お産後すぐは，一滴とか数滴から母乳が出始める人が多い.	一滴**しか**出ないと悲しくなる.
産後すぐに，見守られながらの早期母子接触を希望する.	産後すぐから，赤ちゃんは乳首を探すことができる.	退院してからの育児に備えて体力を温存するために休息を求める.
産後の母子同室の理由がわかるので，おっかなびっくりでも同室を楽しみに待つことができる. 同室できないとがっかりする.	産後早いうちから授乳を開始すると，必要な量の母乳が出るようになりやすい.	休んだほうがたくさん母乳が出ると信じているため，母子同室の必要性を感じない，あるいは希望するのはワガママだと思う.
母子分離になって母乳が1mL 出るかでないかのときにも，搾乳ができると安心できる.	1滴の母乳には数千個の白血球や 200 種類以上のオリゴ糖が入っていて赤ちゃんを守る.	早期からの授乳や搾乳は，疲れるだけだと感じやすい.
赤ちゃんの欲しがるサインを観察したり，欲しがっているのかどうかを考えながら授乳を試したりする.	赤ちゃんの欲しがるサインに応じて，泣く前に授乳をするとより簡単である.	激しく泣くまで授乳を開始しない.（そうすると，授乳がさらに困難になることも多い.）
授乳が痛くてビックリしたとき，スタッフに助けを求めたり，授乳姿勢や吸着を工夫してみる.	授乳姿勢や吸着のタイミングや方法を工夫すると授乳の痛みが減る.	痛みに慣れようと，痛くても歯を食いしばって授乳を続ける.
体重の減り方が正常範囲内かどうかを質問できる.	産後，赤ちゃんの体重は減る時期がある.	正常範囲の減り方でも，人工乳が必要だと感じる.
搾乳の仕方や保存方法，飲ませ方を尋ねることができる.	赤ちゃんが母乳をうまく飲みとれないときや，実際に母乳が赤ちゃんの必要量に足りないときに，補足として搾乳も使える.	人工乳が必要だと感じる. さらに，自分の体は赤ちゃんを養う母乳を出せないのだとがっかりする.
母乳が出るようになるまで，搾乳や人工乳を使うことを検討できる.	母乳が出始めるのがゆっくりな人がいる.	子どもの育児に人工乳は必須だと考える.

テムだったりと，課題はいまだ多くあります．赤ちゃんと暮らす女性の笑顔のためには，産後ケアのますますの発展が必要です．そして，産後ケアが充実するのを待つだけでなく，産後の女性が「こんなはずではなかった」と感じずにすむように，産前からの情報提供もケアの一環として重視されるようになってほしいものです．

「10のステップ」に示されているのは，母乳育児を楽にするために，育児する女性の**周りの施設や人々**がどのようなケアを提供すべきかという目標です．女性に頑張りを強要するものではありません．

　幸せな育児生活のためには，安心な乳児栄養の準備も重要です．個人の努力だけでは思い通りにいきません．赤ちゃんを育てる人にとって産院や家族，地域の役割は大きいのです．

　退院後には専門家のいないところで，それぞれの母子のユニット（英語にはdyadという単語があります）は生活を始めることになります．お産の前，あるいは退院の前に，女性たちが自分と自分の赤ちゃんの新しい生活のために役立つ知識と技術を手にしておくと役に立ちます．着る服や沐浴，オムツの替え方，安全で快適な抱き方，補足が必要な場合の搾乳の方法や保存の方法，安全な室温や人工乳の調乳の際の温度設定などもそうです．健康と命に直結する乳児栄養についての知識と技術は，退院後の女性たちが自信をもって育児生活をしていく支えになるのです．

　最後の「こんなはずではなかったです」への回答は，「産前に知っておきたいこと・知らせておきたいこと」にもつながります．これらの内容を，妊娠中の女性やそのパートナー，家族に伝えておくことができれば，産後の生活の悩みはより乗り越えやすくなります．

　一人一人の女性が出産前や出産後に，産院の医師を始めとしたスタッフからp.228〜233のインフォグラフィックに示したような情報を受け取れるように環境を整えれば，女性たちは幸せが新しい生活に踏み出す背中をやさしく押していけます．

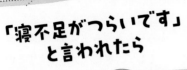

「寝不足がつらいです」
と言われたら

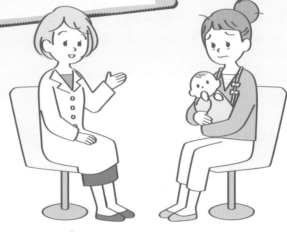

- まずは寝不足でつらいことに共感する.
- 家事を誰がしているかや，家での生活の様子を確認する.
- 夜間の授乳方法について傾聴する.

- 新生児は呼吸や循環などの機能がまだ安定しておらず，乳児期になっても SIDS や窒息のリスクがあるので，どこで寝ていても観察は欠かせない.
- 安全に母乳育児するための助言も重要.

赤ちゃんとの安全な夜の過ごし方を考えよう

● 授乳しながら夜を過ごすにあたって，赤ちゃんと女性の安全を守ることは欠かせません．

● **ABM や UNICEF，ダラム大学，ラ・レーチェ・リーグなどの情報**から安全に母子同床をするための基本を学びましょう．

安全な
夜の
過ごし方

母乳
育児

安全で楽な添い寝&添え乳

授乳姿勢と吸着のポイントは，添え乳でも同じ！

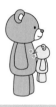

痛い

痛くない

赤ちゃんが
すぐ起きる

赤ちゃんが
深く眠る

☐ 赤ちゃんの下顎は乳房に触れている？

☐ 赤ちゃんと視線を合わせることができる？

適切な授乳と吸着が，安全でリラックスした添え乳につながります．

安全で楽な添え乳のために

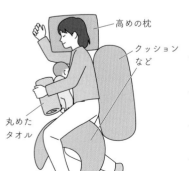

高めの枕

クッション
など

丸めた
タオル

● 姿勢がグラグラせず安定するように，クッションやタオルなどを使用しましょう．硬い布団であればより安全です．

● あらかじめ安全で楽な姿勢を知っておくことで，母乳育児を続けやすくなります．

● **窒息を防ぐため，赤ちゃんと大人は掛け布団を共用しないようにしましょう.**

● 安全な睡眠のためには，授乳後は赤ちゃんを仰向けで寝かせることが重要です．

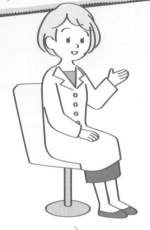
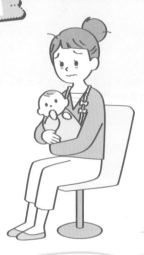

「産む前に知っておくといいことはありますか？」と聞かれたら

- 医師などお産に関係する専門家は，グローバルスタンダードの乳児栄養は母乳育児であることを前提に情報提供したい．そのためには，施設において事前にマニュアルなどを作ることが望ましい．

- 基本となるのは WHO/UNICEF の「母乳育児がうまくいくための 10 のステップ」（10 のステップ）と「母乳代用品のマーケティングに関する国際規準」の遵守である．

- 産後に母乳を増やすための支援が施設としてどこまで可能かかは伝えておきたい．産後は母子同室なのか別室なのか，補足はどのように行っているのかなどを伝える．医学的に必要な補足を，十分な説明と同意のうえで行う．

- 女性が産前に乳児栄養の適切な情報を得ておくと，産後の生活に自信をもち安心してスタートすることにつながる．

- 「あなたはかけがえのない存在です．だから，疑問があれば質問をしていいのです．痛い処置に対しては痛くてつらいことを表現してもよいのです」と伝える．

楽しく母乳育児をするために必要なことってなんだろう？

女性が1人で努力をするのではなく，施設や家族に助けてもらうことでより楽に母乳育児ができます！

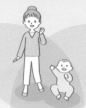

個人の知識や技術

施設でのケア

家族や社会の協力

施設が理解しておきたいこと

- 「10のステップ」は適切なケアの集大成．母親ではなく施設や専門家が目指す好ましいケアでまとめたものです．

- 産院のシステムの差によって，母乳の出方も変わります．

- 「ポジティブな出産体験のための分娩期ケア」は，女性が産後に自信をもつために役立つシステムです．

- 乳業会社の調乳指導は拒否しても問題ありません．

家族・社会が理解しておきたいこと

- 家族で褒め合える習慣が大切！

- 赤ちゃんを抱っこできる大人の数は多ければ多いほど安心＆楽です．

- 母乳育児においては，母乳をあげている女性のお世話も夫が率先して行うことも重要です．

- 冷凍・冷蔵した母乳は，40℃くらいで湯せんしてから飲ませます．

- 粉ミルクを調乳するときは，サカザキ菌などの殺菌のため，70℃以上のお湯を用いましょう．

- 乳業会社の営業は乳児栄養の選択に大きく影響するため，「母乳代用品のマーケティングに関する国際規準」という規制が定められています．

- 人工乳と母乳では，母乳のほうが遥かに多様な成分を含んでいます．

- 母乳育児は，仕組みを学び，**産後すぐから適切なケアを受けられれば**とても楽な乳児栄養の手段です．

- ケーキも焼肉も，さまざまな食べ物のうちのひとつに過ぎません．食べたからといって乳腺炎になるわけではありません．

- 問題なく母乳育児ができているときに人工乳を利用すると，母乳が減ったり乳腺炎が起きるリスクになりえます．

すでにこういうことをご自身で調べた結果として，母乳育児を希望している女性もいることでしょう．

赤ちゃんにとっての利点

- 健康的な腸内細菌叢が定着しやすい．

- 分泌型 IgA，オリゴ糖，ラクトフェリン，ムチンなどが腸管表面に付着するバリア機能で感染予防．

- 母親が受けたワクチンで作られた抗体が母乳を通じて赤ちゃんに届く．

- 母乳には消化酵素やホルモン類似物質が含まれる．

- 欲しがるとすぐに授乳してもらえる．

- 人工乳で育った子では母乳で育った子に比べ中耳炎のリスクは 2 倍，下気道感染症は 3.6 倍多い．

- 赤ちゃんへのワクチン接種時にも抗体ができやすい[21]．

- 脳のエネルギーになる乳糖が母乳には多く含まれる．

- 人工乳の調乳が困難になりうる災害時などにも，母乳から安定して安全な栄養を得ることができる．

- 母乳には早産児の壊死性腸炎を予防する効果がある．

- 母乳で育っている赤ちゃんのほうが SIDS の発症率が低い．

- 母乳で育った赤ちゃんのほうが成人後の生活習慣病の発症リスクが低い．

- 直接授乳をすると母乳中や母体の皮膚の正常細菌叢も赤ちゃんに定着しやすい[21]．

母乳育児をする女性にとっての利点

- 産後の出血が減る.
- 産後,体重が戻りやすい.
- 授乳をすると,乳がんのリスクが 15〜46％程度,卵巣がんのリスクが 18〜40％程度低下する[22].
- 母乳育児した女性では 2 型糖尿病発症が減る[23].
- 慢性関節リウマチの発症リスクが減る[22].
- 授乳を止めてからの骨粗鬆症の発症リスクが減る[22].
- 母乳分泌を促進するプロラクチンには排卵抑制効果がある.授乳を続けているとプロラクチンにより月経の再開が遅くなる.
- 子宮内膜症の発症リスクが減る.
- 赤ちゃんの泣き声に反応する脳の部分の活動性が高い.
- 授乳によりオキシトシンなどが分泌され,深く眠ることができる.
- 産後うつのリスクが減る.
- 人工乳や哺乳瓶の在庫管理が不要.
- お出かけや,災害などで避難するときの荷物が減る.
- 適切なケアが届けられていれば,母乳育児ができた女性の不安が減る.

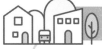

社会・環境にとっての利点

- 母子が健康になりやすく,医療費が減る.
- ゴミが減る.
- 母乳だけで育つ子が増えると,災害時に人工乳で育つ赤ちゃんのための人工乳が不足することを避けられる.
- 月経の再開が遅くなると,月経困難症や月経前症候群が減る.

家族や周りの人にも伝えておきたい情報
母乳育児の仕組み編

母乳育児は親子の共同作業. 産む前に助産師や IBCLC から母乳育児のことを学んでおくと安心です.

妊娠中

授乳のこと

- 妊娠中からすでに母乳を作る組織（乳腺腺房細胞）は成長し始めている.

一滴の母乳には数千個の白血球が含まれる！

睡眠や生活のこと

- 赤ちゃんは満期くらいになると 20〜30 分周期で動いたり止まったりしている.
- やさしく触ってみるとリアクションがあるかも. 産後も同じリアクションを見つけられると楽しい.

分娩時

- お産をきっかけに母乳を作るのに必要なさまざまなホルモン（プロラクチンなど）が出始める.
- 産まれてすぐ, たびたび授乳または搾乳ができると, 母乳が作られやすい.
- 夜間にも授乳することで母乳が作られやすくなる.

お産は, 赤ちゃんとの生活の最初の瞬間. 楽しいことを１つ以上見つけてみよう！

- お産の間, 陣痛がないときには寝たり食べたりして体力を温存しておけるとお得.
- 産まれてすぐ, 低体温を防ぎながらできるだけ長時間の母子の肌の触れ合いを行うことにより, 赤ちゃんの心肺機能が安定する.

産後０〜２日目

- 母乳を出す働きをするホルモンであるオキシトシンは, 授乳をすることや, ワクワクする気持ちを感じることによって分泌量が増える.
- オキシトシンは産後のストレスを減らす働きがある.
- 産後すぐでも乳房の側にいると赤ちゃんは自分でおっぱいに吸着できることが多い. 赤ちゃんが側にいると母乳も早く出るようになりやすい.
- 赤ちゃんはおっぱいを飲む能力をもって産まれるが, 練習も必要.
- 授乳回数も授乳時間も母乳が出始める時期も, 個人差が大きい.
- 授乳姿勢はいろいろある. 授乳姿勢の工夫は問題解決の鍵！

- 産後すぐは母子ともにはっきり目覚めている時間がある.
- 産後の寝付きにくいときにも, 授乳することにより母子ともに安心して深い眠りを得ることができる.
- 赤ちゃんもおっぱいをくわえると安心して寝付きやすい.
- 産まれてからも赤ちゃんはゆるっと寝たり起きたりしている.
- 産後, 胎動がないことに驚く女性もいる. そんなとき, 母子同室で赤ちゃんの呼吸や動きを側に感じられると安心できる.

満期で産まれた赤ちゃんはお弁当と水筒相当の栄養をもって産まれている！

- 出生後の赤ちゃんの体重は, 健康でもいったん数％減少してから増え始める.

産後2〜9日目

授乳のこと

- 直接授乳でなくても，搾乳により母乳を出せば，作られる母乳の量は増えやすくなる．
- 最初の数日は数 mL までの搾乳にとどめておくと，乳房が張りすぎてつらくなりにくい．
- 搾った母乳や人工乳はスプーンやカップでも飲ませられる．
- 人工乳が必要なときはサカザキ菌の殺菌のために（溶かした時点で）70℃のお湯で調乳する．

睡眠や生活のこと

- 昼間に赤ちゃんが寝ているときに一緒に寝ておくと疲れにくい．
- お産後の面会は最低限の人数で短時間だと疲れにくい．面会を断りたいと望むことは決してワガママではない．

産後9日目以降

ケーキを食べたからといって乳腺炎になるわけではない

- 産後9日目くらいからは，出せば出しただけ母乳が出るように体が変化する．
- 作られた母乳の量が，飲ませたり搾ったりして排出する量より多いとき，乳腺炎のリスクが増える．
- 疲労によって乳腺炎になりやすい．
- 乳腺炎では 40℃ 近い発熱や全身の関節痛などを認めることもある．

- 夜通しぐっすり眠れるようになるのが3歳ぐらいになる赤ちゃんもいる．

妊娠中・授乳中でも飲める薬を知っている専門家に相談しよう．

乳児栄養のかたちはそれぞれの親子によって異なります．ここに載せた情報を1つでも取り入れて実行していくことで，それぞれの親子にとって簡単で楽しい乳児栄養に近づいていけます．

搾乳なども含めて母乳を出してさえいれば，
赤ちゃんに飲みとってもらえない時期があったり，
母子分離の時期があったりしても，1〜2ヵ月後にはうまく飲みとってもらえるようになっている場合がほとんどです．

文　献

1) Borra C, Iaovou M, Sevilla A: New evidence on breastfeeding and postpartum depression: the importance of understanding women's intentions. Matern Child Health J, 19（4）：897-907, 2015.

2) WHO（作成），母乳育児支援ネットワーク（仮訳）：母乳代用品のマーケティングに関する国際規準．2021.〈https://jalc-net.jp/dl/International_code.pdf〉（2024年3月アクセス）

3) World Health Organization: Marketing of breast-milk substitutes: national implementation of the international code, status report 2022.〈https://www.who.int/publications/i/item/9789240048799〉（2024年3月アクセス）

4) Series from the Lancet journals: Breastfeeding 2023.〈https://www.thelancet.com/series/Breastfeeding-2023〉（2024年3月アクセス）

5) Jiro KAMADA Channel〈https://www.youtube.com/@jirokamadachannel7254〉（2024年3月アクセス）

6) 戸田千：赤ちゃんが泣いているけれども身体は大丈夫？〈https://smilehug.exblog.jp/20440193〉（2024年3月アクセス）
　　 筆者の母乳育児支援ブログでは，文献的考察を背景にもたないものも含めて多くの「泣き」についての記事を書いています．上記の記事の他，記事のタグ「泣く」からさまざまな記事を読むことができます．

7) 子どもと医療.〈https://kodomotoiryo.com/〉（2024年3月アクセス）

8) Robinson C, Schumann R, Zhang P, et al.: Oxytocin-induced desensitization of the oxytocin receptor. Am J Obstet Gynecol, 188（2）：497-502, 2003.

9) シャスティン・ウヴネース・モベリ（著），瀬尾智子，谷垣暁美（訳）：オキシトシン—私たちのからだがつくる安らぎの物質．晶文社，2008.

10) Colson S: Biological Nurturing：Instinctual Breastfeeding. 2nd Edition. Pinter & Martin, 2019.

11) 水野克己：よくわかる母乳育児　改訂第3版．p.38. へるす出版，2023.

12) ラ・レーチェ・リーグ：D-MERとは何ですか？　2018.〈https://llli.org/ja/news/what-is-d-mer/〉（2024年3月アクセス）

13) The Academy of Breastfeeding Medicine，NPO法人日本ラクテーション・コンサルタント協会（訳）：ベッドの共有と母乳育児.〈https://jalc-net.jp/dl/Japanese_bedsharing.pdf〉（2024年3月アクセス）

14) The Academy of Breastfeeding Medicine，NPO法人日本ラクテーション・コンサルタント協会（訳）：ABMプロトコル第6号　ベッドの共有と母乳育児（2019年改訂版）.〈https://jalc-net.jp/dl/ABM_protocol06_japanese.pdf〉（2024年3月アクセス）

15) Baby Sleep Info Source (BASIS)：ベッドの共有と母乳育児. 2013.〈https://basis.webspace.durham.ac.uk/wp-content/uploads/sites/66/2021/04/Basis-Bed-sharing-safety-301118_JAP.pdf〉（2024年3月アクセス）

16) Baby Sleep Info Source (BASIS)：Co-sleeping and SIDS: A guide for health professionals.

2019. 〈https://www.unicef.org.uk/babyfriendly/wp-content/uploads/sites/2/2016/07/ Co-sleeping-and-SIDS-A-Guide-for-Health-Professionals.pdf〉（2024 年 3 月アクセス）

17）ラ・レーチェ・リーグ・インターナショナル：安心ぐっすりの 7　より安全な添い寝の ために．〈https://llljapan.org/wp-content/uploads/safesleep7japanese.pdf〉（2024 年 3 月アクセス）

18）Moon RY, Carlin RF, Hand I, et al.: Sleep-Related Infant Deaths: Updated 2022 Recommendations for Reducing Infant Deaths in the Sleep Environment. Pediatrics, 150（1）: e2022057990, 2022.

19）日本周産期・新生児医学会：母子同室実施の留意点．2019.〈https://www.jspnm.jp/ uploads/files/guidelines/teigen190905B.pdf〉（2024 年 3 月アクセス）

20）NPO 法人日本ラクテーション・コンサルタント協会：資料ダウンロード〈https://jalc-net.jp/dl.html〉（2024 年 3 月アクセス）

21）水野克己，水野紀子：母乳育児支援講座　第 2 版．pp.54-68, pp.153-154. 南山堂, 2017.

22）水野克己：よくわかる母乳育児　改訂第 3 版．pp.3-5. へるす出版, 2023.

23）Schwarz EB, Brown JS, Creasman JM, et al.: Lactation and maternal risk of type 2 diabetes: a population-based study. Am J Med, 123（9）: 863.e1-863, 2010.

24）日本小児医療保健協議会（四者協）栄養委員会（編）：母乳育児ハンドブック．pp.127-132. 東京医学社, 2022.

25）水野克己：母乳　育児　感染　第 2 版．pp.31-58. 南山堂, 2012.

索 引

日 本 語 索 引

❶～❽のすべて，「**いいえ**」が正解です．（❶～❽それぞれについて詳しくは，本文を参照してください．）

ですが，インターネットで得られる情報では「はい」が正解だと示されていることが少なくありません．そして，❶～❽のような本当は誤っていることが「常識」だと思われていることにより，赤ちゃんを育てている女性はしばしば困っています．

筆者は，母乳育児を終えた1人の女性がこうつぶやくのを聞いたことがあります．

「授乳する毎日は幸せでした．でも同時に，孤独でした．」

彼女が孤独だと感じたのは，母乳育児につまずいたときに助けてくれる人がいなかったこと，そして周囲の人から「ミルクでいいのにどうして母乳のことで悩むのですか？」と言われ，悩みを理解してもらえなかったことの両方が原因でした．

育児に完璧な正解というものはありませんが，明らかに問題を起こしてしまうとわかっている情報を，専門家が伝えてしまうようなことは避けたいものです．

著者略歴

戸田 千（とだ ゆき）
日本産科婦人科学会専門医
国際認定ラクテーション・コンサルタント（IBCLC）

広島県呉市出身
1990 年　愛媛大学医学部卒業
1990〜1991 年　愛媛大学医学部産科婦人科医局
1991〜1998 年　山口県光市至誠会梅田病院（現 BFH 赤ちゃんにやさしい病院）
1998〜2015 年　町立吉田総合病院・矢野産婦人科マタニティセンター
　　　　　　　　医療法人社団緑林会恵生産婦人科・内海病院
2015 年〜現在　坂出市立病院

産婦人科医，IBCLC として，Blog：https://smilehug.exblog.jp や
X（旧 twitter）：@miyakowasureLC にて母乳育児支援情報を発信中です．

医師のための乳児栄養 Q&A

2024 年 4 月 10 日　1 版 1 刷　　　　　　　　　　©2024

著　者
戸田　千

発行者
株式会社 南山堂　代表者 鈴木幹太
〒 113-0034　東京都文京区湯島 4-1-11
TEL 代表 03-5689-7850　　www.nanzando.com

ISBN 978-4-525-33661-5